心理危机干预联动模式研究

王 莉 宋 煜 马吉政 著

U0216977

 中国纺织出版社有限公司

图书在版编目（CIP）数据

心理危机干预联动模式研究 / 王莉，宋煜，马吉政著. -- 北京：中国纺织出版社有限公司，2024.1

ISBN 978-7-5229-1405-3

Ⅰ．①心…　Ⅱ．①王…②宋…③马…　Ⅲ．①心理干预—研究　Ⅳ．①R493

中国国家版本馆 CIP 数据核字（2024）第 036646 号

责任编辑：张　宏　　责任校对：高　涵　　责任印制：储志伟

中国纺织出版社有限公司出版发行

地址：北京市朝阳区百子湾东里 A407 号楼　邮政编码：100124

销售电话：010—67004422　传真：010—87155801

http://www.c-textilep.com

中国纺织出版社天猫旗舰店

官方微博 http://weibo.com/2119887771

三河市宏盛印务有限公司印刷　各地新华书店经销

2024 年 1 月第 1 版第 1 次印刷

开本：787×1092　1/16　印张：10.25

字数：220 千字　定价：98.00 元

凡购本书，如有缺页、倒页、脱页，由本社图书营销中心调换

Forewords

前　言

在当今社会，人们面临着各种各样的挑战和压力，这些压力来源于工作、学习、家庭、人际关系等多个方面。在一些特定情况下，这些压力可能会积累到一定程度，导致心理危机的出现。心理危机是指在应对外部或内部压力时，个体的心理状态发生严重变化，出现情绪、认知和行为上的异常表现，严重影响生活质量和社会功能。心理危机是一种常见而严峻的社会心理问题，对个体、家庭以及社会都会造成不可逆的伤害。

面对心理危机，及时地干预和支持显得尤为重要。传统的心理干预模式通常仅针对个体进行干预，虽然在某些情况下有一定的效果，但在面对复杂多变的心理危机时，单一干预模式的局限性逐渐显现。为了更加有效地应对心理危机，心理学领域开始探索多元化、协同化的干预方式，而心理危机干预联动模式的提出正是基于这一背景。

心理危机干预联动模式强调各相关机构之间的合作与协调，以及资源的整合与共享。通过联动各个资源与力量，形成一个高效协作的心理危机干预网络，旨在更好地满足心理危机个体的需求，减少干预滞后和失效的情况，最大限度地保护个体心理健康。这种模式突破了传统单一干预的模式，能够更好地应对心理危机的复杂性和多样性。

本研究旨在深入探讨心理危机干预联动模式的理论基础、实践应用和发展前景。通过梳理国内外相关研究现状和经验，对心理危机干预联动模式进行全面的综述和分析。同时，结合学校、社区和机构合作等不同场景，研究其在实际应用中的效果和可持续发展策略。本研究的目的是促进心理危机干预工作的进一步优化和创新，提高心理健康干预的整体效果，为构建更加健康、和谐的社会做出贡献。

在研究过程中，我们采用了多种研究方法，包括文献综述、案例分析、问卷调查等，以期全面深入地了解心理危机干预联动模式的实践和发展情况。同时，我们还将通过数据和案例的具体分析，为心理危机干预联动模式的构建提供科学、有效的指导和建议。

在此，我们要衷心感谢所有为本研究提供支持和帮助的专家、学者和相关机构。感谢他们在我们研究过程中提供的宝贵意见和帮助，使本研究得以顺利进行。我们也希望本研究能够为心理危机干预领域的发展做出一定贡献，为构建更加美好的社会贡献一份力量。

著者

2023 年 8 月

Contents

目 录

第一章　导论

第一节　研究背景和目的

一、研究领域介绍

心理危机是当今社会面临的一个重要问题，人们在面对工作、学习、家庭压力以及各种生活挑战时，常常出现情绪波动、认知偏差和行为异常等现象。心理危机不仅影响个体的身心健康，还可能导致社会功能下降、人际关系紧张等问题。因此，对心理危机的研究和干预显得尤为重要。

心理学作为研究个体心理过程和行为的学科，对心理危机的研究有深刻的意义。心理学理论为我们理解心理危机的成因、发展和干预提供了基础。同时，心理学干预方法也为应对心理危机提供了重要帮助，心理危机干预在心理学领域日益受到重视。

然而，传统的心理危机干预模式往往以个体为中心，忽略了社会和环境因素对心理危机的影响。在复杂多变的社会背景下，单一干预模式往往难以全面解决心理危机问题。因此，有必要探索更加综合、多元化的心理危机干预模式，以提高干预效果和社会适应性。

二、研究动机和目的

本研究的动机源于对心理危机干预模式的进一步优化和创新的需求。虽然心理学领域已经有关于心理危机干预的研究，但现有的干预模式仍然存在局限性。

（一）研究动机

本研究的动机主要体现在以下几个方面：

1.需要更加全面有效的心理危机干预模式

当前社会心理危机状况复杂多变，传统的个体干预往往不能满足不同情况下的需求。因此，我们需要探索一种更加全面有效的心理危机干预模式，以适应不同情境和个体的需求。

2.强调资源整合与协作

心理危机干预需要多方面的资源支持，包括心理专业机构、社会组织、学校、家庭等。因此，研究如何整合各种资源，实现联动与协作是十分必要的。

3. 推动心理卫生工作的开展

心理卫生是构建和谐社会的重要组成部分，心理危机干预联动模式的研究有助于提高心理卫生工作的质量和水平，为更多人提供及时有效的心理支持。

（二）研究目的

本研究的目的是通过系统梳理心理危机干预联动模式的理论与实践，探索心理危机干预的最佳实践模式。具体目标如下：

1. 理论研究

梳理心理危机的概念、特征和发展机制，总结心理危机干预的理论基础，为构建联动干预模式提供理论支持。

2. 实践研究

通过案例研究和实地调查，探讨心理危机干预联动模式在不同场景下的应用，深入了解其实施过程和效果。

3. 构建原则

总结心理危机干预联动模式的构建原则和关键要素，为其他机构或地区开展心理危机干预工作提供指导。

4. 可持续发展

研究心理危机干预联动模式的可持续发展策略，探讨其社会影响与推广情况，为未来心理危机干预工作的开展提供建议。

通过以上研究，本文旨在为心理危机干预领域的发展做出一定贡献，推动心理卫生事业的进步，提高心理危机干预的效果和可操作性，为促进个体心理健康和社会和谐稳定贡献力量。

第二节　研究问题和重要性

一、研究问题的界定

（一）心理危机干预联动模式的概念和内涵

心理危机干预联动模式是指在应对心理危机时，各相关机构和组织之间积极协作、资源共享的一种干预模式。它强调通过多方合作与协调，将心理卫生服务与其他社会资源相结合，形成一个紧密联动、高效运作的干预网络，全面关注心理危机个体的需求，提供针对性的干预措施，力求实现心理危机干预的全覆盖。

（二）心理危机干预联动模式的构建原则

在建立心理危机干预联动模式时，需要遵循一系列构建原则，这些原则有助于确保联动模式的有效性和可持续性。构建原则涉及利益相关者的角色明确、资源整合与共享、信息流通与沟通、干预计划的灵活性等方面。

（三）心理危机干预联动模式在不同场景中的应用

心理危机干预联动模式的适用场景包括学校、社区和机构合作等。研究不同场景下的应用情况，了解各个场景的特点和需求，有助于深入探讨联动模式的优势和局限性，为实际干预工作提供指导。

二、研究问题的重要性和价值

（一）优化心理危机干预的效果

心理危机干预联动模式能够充分整合各种资源和专业力量，从多个方面着手，全面关注个体的心理需求。研究联动模式的有效性和实施效果，有助于发现优化干预效果的方法和策略，提高心理危机干预的成功率和可持续性。

（二）提高心理卫生服务的社会适应性

心理卫生服务是当代社会发展的重要组成部分，而心理危机干预联动模式的应用，能够将心理卫生服务融入更广泛的社会环境中，使其更具社会适应性。通过研究联动模式在不同场景的实际应用，我们可以探索心理卫生服务的社会适应性和普及性。

（三）推动跨学科合作的发展

心理危机干预联动模式的构建需要多学科的合作和共同努力，涉及心理学、教育学、社会工作等多个学科领域。研究联动模式的实施过程，有助于促进跨学科合作的发展，推动不同学科间的交流和合作。

（四）为未来心理危机干预提供指导和借鉴

心理危机是一个复杂而常见的社会心理问题，未来我们将继续面临心理危机干预的挑战。研究心理危机干预联动模式的经验和效果，有助于为未来的心理危机干预工作提供指导和借鉴，促进心理卫生事业不断发展。

研究心理危机干预联动模式的概念、构建原则和实际应用，对优化心理危机干预效果、提高心理卫生服务的社会适应性、推动跨学科合作的发展以及为未来心理危机干预提供指导和借鉴都具有重要的意义和价值。本研究将通过深入探讨这些问题，为心理危机干预领域的发展做出一定贡献。

第三节 研究方法和论文结构

一、研究方法概述

（一）研究类型

本研究采用综合性研究方法，旨在全面深入地探讨心理危机干预联动模式的理论与实践。综合性研究方法允许我们结合不同类型的研究数据和信息，从多个角度对研究问题进行分析，使研究结果更加全面和可靠。

（二）文献综述

在研究初期，我们将进行大量的文献综述，梳理国内外相关研究现状和成果。通过收集、阅读和分析大量的学术期刊、学位论文、会议论文和专业著作，我们将系统了解心理危机干预联动模式的研究背景、发展历程和实践经验。

（三）案例分析

本研究将采用案例分析方法，选择学校、社区和机构合作等不同场景下的心理危机干预联动模式实施案例，深入研究这些案例的干预策略、效果评估和可持续发展情况。案例分析有助于揭示联动模式在实际应用中的优势和局限性，为进一步推广和改进提供有益启示。

（四）问卷调查

为了解心理危机干预联动模式的实施情况和效果，我们将进行问卷调查。针对心理卫生从业者、教育工作者、社区工作者和相关机构负责人等，设计合适的问卷，收集他们对联动模式的认知、态度和反馈意见。问卷调查将为我们提供大量的实证数据，对研究问题进行量化和统计分析。

二、数据来源与收集方法

（一）文献来源

文献综述的数据来源主要包括学术数据库、图书馆资料和互联网资源。我们将使用如CNKI、Web of Science、Pub Med 等学术数据库，检索相关期刊论文、学位论文和会议论文。同时，还将访问图书馆，获取心理学、教育学和社会工作等领域的专业著作。此外，我们还将收集与心理危机干预相关的官方网站、组织网站和媒体报道等互联网资源。

（二）案例选择

案例分析的数据来源将通过多种途径获取。我们将与学校、社区和心理卫生机构合作，寻找符合研究需求的心理危机干预联动模式实施案例。同时，还可以通过专家推荐和调研等方式，找到具有代表性和典型性的案例，确保研究的广泛性和深入性。

（三）问卷调查

问卷调查的数据收集将通过在线问卷平台或纸质问卷的方式进行。我们将设计一系列问题，包括对联动模式的认知和了解程度、对干预效果的评价、对改进和发展的意见等。通过向相关人群发送问卷链接或进行面对面的调查，收集他们的回答和意见。

三、研究范围与限制

（一）研究范围

本研究的主要范围是心理危机干预联动模式的理论与实践。我们将关注联动模式的构建原则、不同场景中的应用、干预效果评估和可持续发展等方面。同时，还将对心理危机的概念、特征以及干预理论进行梳理，以便更好地理解联动模式的背景和实施基础。

（二）研究限制

由于心理危机干预联动模式是一个复杂多变的主题，本研究可能面临的限制有：首先，数据的获取可能会受到时间和资源的限制，导致样本规模较小或者覆盖范围有限；其次，由于不同场景下的联动模式实施情况各异，结果的泛化性可能受到一定影响；最后，问卷调查的数据可能受到自我报告偏差的影响，需要谨慎解释和分析。

四、本研究结构说明

（一）第一章：导论

本章将介绍心理危机干预联动模式研究的背景和目的，阐明研究问题及其重要性，明确研究方法和论文结构。

（二）第二章：心理危机的理论与分类

本章将对心理危机的概念、特征和分类进行综述，探讨心理危机干预的理论基础，为联动模式的构建提供理论支持。

（三）第三章：心理危机干预模式综述

本章将回顾传统心理危机干预模式，重点介绍心理危机干预联动模式的概念、发展和实践应用，总结国内外联动模式的经验和成果。

（四）第四章：心理危机干预联动模式的构建原则

本章将深入探讨心理危机干预联动模式的构建原则，包括利益相关者的角色明确、资源整合与共享、信息流通与沟通、干预计划的灵活性等关键要素。通过分析这些原则，为构建和优化联动模式提供指导。

（五）第五章：心理危机干预联动模式在学校中的应用

本章将重点研究学校心理危机干预联动模式的构建、实施与效果评估。通过选取具有代表性的学校案例，深入探讨联动模式在学校中的应用效果，并针对存在的问题提出改进建议。

（六）第六章：心理危机干预联动模式在社区中的应用

本章将重点研究社区心理危机干预联动模式的构建、实施与效果评估。通过对社区实际案例的分析，探讨联动模式在社区中的应用情况，以及在不同社区环境中的适应性和效果。

（七）第七章：心理危机干预联动模式在机构合作中的应用

本章将重点研究机构合作心理危机干预联动模式的构建、实施与效果评估。通过案例分析和数据统计，探讨联动模式在多机构合作中的应用情况，发现问题并提出解决方案。

（八）第八章：心理危机干预联动模式的可持续发展

本章将探讨心理危机干预联动模式的可持续发展策略，包括建立长效的工作机制、加强专业培训与提升意识等方面。同时，对联动模式的社会影响与推广进行分析，探讨其未来发展方向。

第二章　心理危机的理论与分类

第一节　心理危机的概念和特征

一、心理危机的定义

（一）心理危机的概念

心理危机通常是在生活中遭遇严重变故或挑战后的一种自然反应，个体可能出现焦虑、恐惧、绝望等负面情绪，以及自我价值降低、决策能力下降等认知上的困扰，甚至表现为自伤、自杀等危险行为。

1.心理危机的起源与演变

心理危机的概念最早起源于心理学和社会工作领域。20世纪初，心理学家和社会工作者开始关注人们在生活中面临突发事件和困境时的心理反应和适应问题。随着社会的不断发展和生活节奏的加快，人们面临的各种挑战和压力日益增加，心理危机现象越发显著。因此，对心理危机进行深入研究和干预成为心理学和社会工作的重要课题。

2.心理危机的定义

心理危机是指个体或群体在面临突发事件、困难或挑战时，由于心理资源不足或适应能力受到限制，导致情绪、认知和行为出现短暂或持久性的紊乱状态。心理危机不仅涉及个体的内在体验，还与外部环境的影响和支持密切相关。个体在心理危机中可能经历一系列复杂的情感和认知变化，对事件的解释和应对方式也可能受到影响。

3.心理危机的触发因素

心理危机的触发因素多种多样，涉及个体的生理、心理、社会和环境等多个层面。常见的心理危机触发因素包括以下几个方面：

（1）突发事件

突发事件是指在个体生活中突然发生的、具有突发性和不可预测性的事件，通常给个体带来巨大的心理冲击。这类事件往往是突然发生的，无法提前预知和防范，导致个体陷入突如其来的困境。例如，一场自然灾害如地震或洪水，一次交通事故，或者突发的重大疾病诊断，这些都是引发心理危机的突发事件。

（2）重大生活变故

重大生活变故是指个体生活中发生的重大变化，如失业、丧失亲友、离婚等，这些变故会导致个体面临巨大的心理压力和适应挑战。这些变故常常涉及个体的生活和身份认同，对个体产生深远影响。

（3）学业与职业压力

学业与职业压力是现代社会中普遍存在的触发心理危机的因素。学生面临学业竞争和考试压力，职场人士面临工作竞争和职业发展的压力，长期的压力会导致个体产生焦虑、抑郁等负面情绪。

（4）人际关系问题

人际关系问题是影响心理健康的重要因素之一。家庭纠纷、友情破裂、感情失意等问题会导致个体的情绪和心理状态出现明显波动，甚至引发心理危机。

（5）心理障碍和疾病

某些个体由于先天或后天原因，存在心理障碍或疾病，如焦虑症、抑郁症、创伤后应激障碍等。这些心理障碍会使个体更容易陷入心理危机，也可能加剧已经存在的心理危机。

心理危机的触发因素多种多样，包括突发事件、重大生活变故、学业与职业压力、人际关系问题以及心理障碍和疾病等。这些因素在个体生活中交织影响，导致个体情绪和心理状态出现波动和紊乱。理解心理危机的触发因素有助于我们预防和干预心理危机的发生，提高个体的心理适应能力和应对策略。

4.心理危机的表现

心理危机的表现因个体和事件的不同而异，但常见的表现形式包括以下几个方面：

（1）情绪的波动

心理危机常常伴随情绪的强烈波动。个体在心理危机中经历情绪的起伏，从愤怒、焦虑、恐惧到绝望等负面情绪。这些情绪波动可能是由于个体面临的事件或挑战引起的，也可能是由于个体内心的矛盾和冲突导致的。例如，某人在工作中因为重大失误而遭到上司的严厉批评，导致情绪低落、自责和恐惧。随着事件的发展，他会感受到愤怒和挫败，情绪持续不稳定。

（2）认知的困扰

心理危机可能导致个体对事件产生消极的认知偏差。在心理危机中，个体会对自身、他人和世界产生扭曲的、消极的看法。常见的认知困扰包括过度悲观、自我贬低、过度归因等。例如，某人在一次重要考试中表现不佳，随后他会对自己的能力产生怀疑，过度负面地解释这次考试结果，将失败归因于自己的无能认为自己永远无法取得好成绩。

（3）行为的异常

在心理危机中，一些个体表现出行为的异常。他们会出现自闭、逃避现实、自伤等行为，这些行为是对心理冲突和痛苦的一种逃避方式。例如，某人在失去亲友后，感受到极大的痛苦和悲伤。在无法有效应对这种情绪的情况下，他选择自闭，不愿与他人交流和沟通。

（4）社会功能的受损

心理危机会影响个体的社会功能。个体在心理危机中可能出现人际关系问题，导致与他人的沟通和相处受到困扰。在工作和学习中，他们表现出效率下降、注意力不集中等问题。例如，某人由于家庭纠纷和争吵，导致与家人之间关系紧张。在家庭问题未得到解决的情况下，他在工作中表现得心不在焉，与同事之间的合作也变得困难。

（5）危险行为的出现

在一些极端情况下，个体表现出危险行为。心理危机会使个体感受到绝望和无助，导致他们产生自杀、自伤等危险念头。例如，某人在面临连续的挫折和困境后，感受到绝望和无助。在情绪失控的情况下，他可能产生自伤念头，做出危险行为来释放内心的痛苦。

心理危机是个体或群体在面临突发事件、困难或挑战时出现的一种紊乱状态，其表现形式包括情绪的波动、认知的困扰、行为的异常和社会功能的受损等。了解心理危机的概念和特征有助于我们更好地认识心理危机的本质，为制定有效的干预策略和措施提供科学依据。

（二）心理危机的成因

心理危机的成因十分复杂，涉及个体的生理、心理、社会和环境多个层面。常见的引发心理危机的原因包括自然灾害、人身安全事件、丧失亲友、重大人生决策、学业与职业压力、人际关系问题等。不同的事件或情境会对个体产生不同程度的心理冲击，引发心理危机的程度也各有差异。

1. 自然灾害

自然灾害是引发心理危机的重要原因之一。自然灾害如地震、洪水、飓风等，往往具有突发性和不可预测性，给个体带来巨大的心理冲击。在自然灾害发生后，个体面临家园的破坏、失去亲友或财产等严重后果，导致情绪和心理状态出现波动和紊乱。例如，某地发生了一场严重的洪灾，导致许多居民家园被水淹，生活受到严重影响。在洪灾的冲击下，未来充满不确定性，许多居民出现了焦虑、恐惧和绝望的情绪。

2. 人身安全事件

人身安全事件是引发心理危机的另一个重要因素。个体可能遭遇暴力袭击、交通事故、抢劫等事件，这些事件常常对个体的心理产生持久的影响。在遭遇人身安全事件后，个体可能出现持久的恐惧、悲伤和创伤后应激障碍等心理问题。例如，某人在夜晚回家的路上遭遇抢劫，虽然在抢劫中没有受伤，但这一事件对他的心理产生了深远影响。以后他在晚上出门时总是感到恐惧和不安全，行为出现明显的回避和警觉。

3. 丧失亲友

丧失亲友是引发心理危机的重要原因之一。个体面临亲友的死亡或失去亲人后，可能经历深刻的悲伤和丧失感。这种丧失感会对个体的情绪和心理造成长期影响，导致心理危机的发生。例如，某人在失去至亲后，产生巨大的悲伤和丧失感。在面对亲友的离去时，他出现明显的情绪低落、无助和自责。

4. 重大人生决策

重大人生决策是引发心理危机的因素之一。个体面临婚姻、职业、教育等重要决策时，可能经历内心的矛盾和焦虑。这些决策对个体未来产生深远影响，不同的选择会导致不同的后果，因此引发心理危机。例如，某人在职业生涯中面临是否转行的重大决策，他对未来的不确定性和不同选择的后果产生纠结和焦虑。

5. 学业与职业压力

学业与职业压力是现代社会中常见的心理危机成因，长期的压力会导致个体出现负面情绪。例如，某学生面临重要考试，压力很大。在备考期间，他可能出现失眠、食欲不振等身心症状，情绪持续低落。

心理危机的成因十分复杂，涉及自然灾害、人身安全事件、丧失亲友、重大人生决策、学业与职业压力等多个层面。这些成因在个体的生活中交织影响，导致心理危机的发生。接下来我们将对这些成因进行进一步扩展和细化。

二、心理危机的主要特征

（一）突发性与紧迫性

心理危机的主要特征之一是其突发性与紧迫性。与一般的生活压力不同，心理危机通常是在个体面临突发事件、丧失或严重挑战时突然发生的。这些事件往往具有突发性和不可预测性，使个体无法提前做好准备。例如，自然灾害、意外事故、重大人生决策等都会成为心理危机的触发因素。此时，个体会感受到来自外部环境的强烈冲击，情绪和认知受到严重扰动，难以迅速适应和应对。

首先，心理危机的突发性意味着事件或挑战的发生往往是突然的，不可预测的。个体可能在一瞬间面临突然发生的自然灾害，如地震、洪水等，或者遭遇突发的意外事故，如交通事故、意外伤害等。此类事件没有征兆，使个体毫无准备地陷入心理危机中。相比之下，一般的生活压力是渐进的，个体在生活中会逐渐适应并应对压力的增加。而心理危机的突发性则使个体面临更大的心理冲击和挑战。

其次，心理危机的紧迫性意味着个体在面临心理危机时需要迅速应对和处理。由于突发性事件的特点，个体没有足够的时间来作出周密的计划和决策。在心理危机中，个体会感受到来自外部环境的强烈压力和紧迫感，需要在有限的时间内采取应对措施。这种紧迫性会增加个体的紧张和焦虑情绪，同时也使应对措施更具挑战性。

举例来说，当一个地区突然遭遇自然灾害，如地震，个体在短时间内失去家园和亲人，面临生存和安全的巨大威胁。这种突发性和紧迫性使个体难以预料和应对，可能导致情绪的急剧波动和认知混乱。

因此，理解心理危机的突发性与紧迫性对于干预和支持个体具有重要意义。在面对突发事件或严重挑战时，及时提供心理支持和援助，帮助个体缓解情绪压力，找到有效应对方式，有助于减小心理危机的影响，促进个体心理健康的恢复与发展。同时，通过加强心理健康教育和培训，提高个体的心理适应能力和危机应对能力，也有助于预防和减少心理危机的发生。

（二）情绪波动和情感冲突

心理危机常常伴随情绪的强烈波动和情感的冲突。个体在面临心理危机时，可能经历情绪的起伏和变化。个体在短时间内经历多种情绪状态，从悲伤、愤怒、恐惧到绝望等，这些情绪之间产生交织和冲突。例如，在丧失亲友后，个体会同时感受到对逝者的深深思念和对未来的不安和恐惧。这种情感冲突使个体感受到内心的挣扎和矛盾，加剧了心理危机的复杂性。

1. 情绪波动的特征

心理危机常常伴随着情绪的强烈波动，个体会在短时间内经历多种情绪状态。这些情绪波动可能是由于心理危机事件本身带来的强烈冲击，以及个体对事件的情感反应而产生的。当面对突发事件、丧失亲友或重大挑战时，个体会经历以下情绪波动。

悲伤和失落。在丧失亲友或重大损失后，个体常常会感受到深深的悲伤和失落。对失去的人或物的思念和怀念会引发强烈的悲伤情绪，使个体感到沉重和痛苦。

愤怒和愤慨。在面对不公、意外事件或突发危险时，个体会感受到愤怒和愤慨。这种情绪是对外界事件的一种反抗和回应，个体感到不满、愤怒和不安。

恐惧和紧张。心理危机导致个体感到恐惧和紧张，担忧未来的不确定性和可能面临的风险。对未知的恐惧会使个体感到不安和担心。

绝望和无助。当面对困难或无法改变的情况时，个体会感受到绝望和无助。对于看似无法解决的问题，个体会产生无望感和对未来的悲观态度。

这些情绪的强烈波动使个体在心理危机中难以保持稳定的情绪状态，可能在不同时间点经历不同的情绪。这种情绪波动会给个体的心理健康带来负面影响，使其情绪过度激动或低落，进而影响日常生活和社交关系。

2. 情感冲突的特征

除了情绪波动，心理危机还常常伴随着情感冲突。情感冲突是指个体在心理危机中产生的内心挣扎和矛盾。当面对复杂的情况和强烈的情绪时，个体会同时感受到多种情感，这些情感之间可能产生冲突和交织。例如：

深深思念与未来恐惧的冲突。在丧失亲友后，个体会同时感受到对逝者的深深思念和对未来生活的不安和恐惧。这种冲突使个体在哀悼和应对未来生活上内心产生挣扎，不知如何平衡这两种情感。

希望与绝望的矛盾。当面对重大挑战和困境时，个体既希望克服困难，寻求解决办法，又感到绝望和无助。这使个体感到情感上的不稳定和矛盾。

爱与愤怒的对立。当面对关系问题或人际冲突时，个体会同时感受到对他人的爱和对他人行为的愤怒。这种对立使个体感到情感上的矛盾和困扰。

情感冲突使个体在心理危机中感受到内心的挣扎和矛盾，产生对情感的混淆和困惑。这种情感冲突加剧了心理危机的复杂性和情绪上的不稳定性。个体难以准确表达自己的情感和情绪需求，需要寻求适当的心理支持和援助。对情感冲突的理解有助于个体解决内心挣扎，更好地应对心理危机的挑战。

（三）认知偏差和决策困扰

心理危机往往伴随认知偏差和决策困扰。个体在心理危机中对自身、他人和世界产生消极的认知偏差。例如，过度悲观、自我贬低、过度归因等认知偏差常常出现在心理危机中。这些认知偏差使个体对事件产生消极的解释和评价，加剧了负面情绪的产生和持续。同时，心理危机影响个体做出有效的决策。由于情绪和认知的干扰，个体难以准确评估情况和选择合适的行动，导致决策困扰。

1. 认知偏差的特征

在心理危机中，个体对自身、他人和世界产生消极的认知偏差，这些偏差加剧对事件的负面解释和评价，增加负面情绪的产生概率和持续时间。以下是心理危机中常见的认知偏差。

过度悲观。个体可能对未来产生过度悲观的预期，认为问题无法解决，处境将变得更糟。这种悲观思维会使个体感到无助和绝望。

自我贬低。在心理危机中，个体可能过度贬低自己，认为自己是问题的根源，责备自己导致危机的发生。这种自我贬低会降低个体的自尊和自信。

过度归因。个体可能在心理危机中过度归因问题发生的原因，将责任归咎于自己或他人，忽视了复杂的多因素影响。这种过度归因会导致对问题产生片面和不准确的认知。

过度一般化。个体会将一次性的不幸事件普遍化，认为类似的问题将一直发生，形成一种悲观的生活态度。这种过度一般化会导致个体对未来失去信心。

认知偏差使个体对事件产生消极的解释和评价，加深心理危机带来的负面情绪和情感困扰。这些偏差会影响个体的思维和判断，使其难以客观看待问题和寻找解决办法。

2. 决策困扰的特征

心理危机可能导致个体在做出决策时出现困扰和犹豫。由于情绪和认知的干扰，个体会难以准确评估情况和选择合适的行动。以下是心理危机中常见的决策困扰。

决策犹豫。在心理危机中，个体可能因为情绪波动和认知偏差，对不同的决策方案感到犹豫和不确定。个体会担心做出错误的选择，因此在决策过程中产生焦虑和犹豫。

决策迟疑。心理危机可能导致个体在决策时出现拖延和迟疑。由于情绪的影响，个体会担心决策后果，因此推迟作出决定，导致问题进一步恶化。

恐惧决策。个体可能因为对不确定性和风险的恐惧而避免做出决策。心理危机使个体感到不安和害怕未知的结果，因此会选择逃避决策。

情绪驱动决策。在心理危机中，个体会因为情绪的影响而做出冲动和情绪驱动的决策。这种决策可能是受情绪波动的影响，缺乏冷静的思考和理性的判断。

决策困扰使个体在心理危机中难以做出明智和有效的选择，会导致问题的进一步恶化。个体需要寻求外部支持和帮助，获得专业的建议和指导，以帮助其在心理危机中做出积极的决策和行动。

（四）自我和社会功能受损

心理危机会导致个体的自我和社会功能受损。个体在心理危机中可能出现行为异常，如自闭、逃避现实、自伤等。这些行为会是个体应对心理危机的一种逃避机制，但也使其无法有效应对问题和挑战。同时，心理危机影响个体的社会功能。个体会遭遇社会支持的不足，感受到社交关系的紧张和脆弱，这进而加剧了心理危机的严重性和持续性。例如，在工作场所，心理危机会导致个体的工作表现下降，与同事和领导的关系紧张，影响工作氛围和合作。

1. 自我功能受损的表现

心理危机会导致个体的自我功能受损，表现在行为上的异常和不稳定。以下是自我功能受损的一些表现。

自闭与回避。当面对心理危机时，个体可能采取自闭和回避的行为，不愿意与他人交流和沟通。这种自我隔离可能是为了逃避现实和问题，但也使其无法得到外界的支持和帮助。

自伤行为。一些个体在心理危机中可能出现自伤行为，如自残、自虐等。这些行为可能是个体试图通过身体上的痛苦来缓解内心的情感和痛苦。

社交回避。心理危机使个体对社交活动感到不适和压力，导致其回避社交场合和与他人的互动。这种社交回避会使个体感到孤立和孤独。

冲动行为。心理危机可能导致个体做出冲动和不理智的行为，由于情绪的影响，个体通常没有考虑后果就采取行动。

2. 社会功能受损的表现

心理危机会影响个体的社会功能，使其在社交关系和工作学习中遇到问题。以下是社会功能受损的一些表现。

社交关系紧张。心理危机可能导致个体在社交关系中感到紧张和不安。个体会难以应对社交场合，与他人的交往将受到影响。

工作学习问题。在工作场所和学习环境中，个体可能由于心理危机而出现工作学习问题。个体会无法集中注意力，工作效率降低，学习成绩下降。

社会支持不足。在心理危机中，个体会感受到社会支持的不足，周围的人可能无法理解其心理状态，缺乏对其的支持和关怀。

孤立与脆弱感。心理危机可能使个体感到孤立和脆弱，个体会觉得自己无法与他人建立稳固的社会关系。

心理危机对个体的自我和社会功能造成了严重影响，个体需要寻求心理咨询和支持，以重新建立积极健康的自我认知和社交关系。同时，社会需要关注心理危机的群体，提供相应的支持和帮助，创造更有利于心理健康的社会环境。

（五）变化与发展的机遇

尽管心理危机带来了许多负面影响，但它也是一个个体重新认识自己、思考人生、进行积极变革的机遇。心理危机激发个体反思自身的价值观、生活目标和人际关系等。在心理危机中，个体会对自己的人生方向产生新的认识，发现自己的优势和潜力，从而寻找新的生活意义和目标。这些变化和发展有助于个体在心理危机后重新适应和重建自己的生活。对一些人来说，心理危机的应对和克服过程会成为人生的转折点，引导他们走向更积极健康的生活轨迹。

1.重新认识自我与人生目标

心理危机激发个体对自我认知的重新审视。当面对心理危机时，个体可能会反思自己的强项和弱点，重新评估自己的价值观和人生目标。此时，个体会深入思考关于自己是谁、想要成为什么样的人以及如何实现自己的梦想等问题。这种内省和反思为个体提供了认识自我和重新定位人生目标的机会。

例如，一个失业的职场人士可能在面临心理危机时开始重新审视自己的职业选择和生涯规划。他会重新思考自己的职业兴趣、专业技能和职业发展方向。在这个过程中，个体可能会发现自己对其他领域有兴趣或潜力，并开始寻找适合自己的新的职业方向。这种重新认识自我和职业目标的过程有助于个体在心理危机后重建自己的职业发展和生活方向。

2.发现潜在优势和潜力

心理危机可能使个体开始发现自身的潜在优势和潜力。当面对挑战和困难时，个体会被迫寻找新的解决方案和适应方式。在这个过程中，个体可能会发现自己具备应对困境的潜力和能力。这种自我发现有助于个体在心理危机中逐渐恢复自信和勇气，成为应对挑战的积极力量。

例如，一个大学生在面临学业压力和困难时开始尝试不同的学习方法和时间管理策略。在这个过程中，他发现自己对某个学科具有较强的兴趣和天赋，并开始探索该领域的深入学习和研究。这种自我发现有助于个体找到适合自己的学习方法和发展方向，提高学业成绩和学习动力。

3.积极变革与成长

心理危机是一个个体进行积极变革和成长的契机。当面对心理危机时，个体会被迫面对自身的弱点和局限性，但也有机会改变和提升自己。这种积极变革和成长可以帮助个体在心理危机后更好地适应生活的变化和挑战。

例如，一个经历情感失意的个体可能在心理危机中开始寻求心理咨询和支持。通过与专业心理咨询师的交流和倾诉，个体会逐渐理解和面对自己的情感问题，学会有效应对负面情绪。这种积极变革和成长使个体逐渐走出心理危机的阴影，建立更健康的情感和人际关系。

心理危机的挑战和压力固然巨大，但它也为个体提供了重新认识自我的机会，发现潜在优势和潜力、进行积极变革和成长的契机。通过适当的支持和帮助，个体可以在心理危机中获得积极的心理成长，开启更加充实和有意义的生活。

心理危机的主要特征包括突发性与紧迫性、情绪波动和情感冲突、认知偏差和决策困扰、自我和社会功能受损，以及变化与发展的机遇。了解这些特征有助于我们更好地认识心理危机，采取有效的干预措施，帮助个体克服心理危机，促进心理健康的恢复与发展。

第二节　心理危机的分类与研究现状

一、不同类型心理危机的分类

心理危机是一个广泛而复杂的概念，涵盖了多种类型的危机事件。根据触发因素和性质的不同，我们将心理危机进行多方面分类。以下是对心理危机的一种分类：

（一）突发性事件导致的心理危机

突发性事件是指在个体日常生活中突然发生的、不可预测的事件。这类心理危机的特点是其突然性和紧迫性，给个体带来强烈的心理冲击。这些事件发生后，个体通常会感受到强烈的恐惧、焦虑和无助，难以迅速适应和应对。例如，自然灾害如地震、洪水等，意外事故如交通事故、火灾等，以及恐怖袭击等都属于突发性事件。

在突发性事件中，个体可能面临生命安全的威胁，亲友关系的变化，财产损失等，这些都可能导致心理危机的产生。在心理危机干预方面，针对突发性事件的干预应该注重提供及时的支持和援助，帮助个体处理紧急的情绪和认知困扰，恢复情绪稳定和适应能力。

（二）生活变故引发的心理危机

生活变故是指个体生活中发生的重大变化或损失，如失业、丧失亲友、离婚等。这些变故会对个体的生活造成重大冲击，引发心理危机。生活变故所带来的心理危机常常伴随着情绪波动和认知困扰，个体可能经历悲伤、愤怒、自责等负面情绪，对未来产生迷茫和恐惧。

在处理生活变故引发的心理危机时，个体需要逐步适应新的生活状态，重新建立积极的心态和目标。心理危机干预应该着重帮助个体面对现实，积极应对变故带来的挑战，重建人际关系和社会支持。

（三）学业与职业压力导致的心理危机

学业和职业是个体日常生活中的重要组成部分，但在学习和工作中，个体面临的巨大压力会导致心理危机的产生。学生面临学业竞争、考试压力，职场人士面临工作压力、职业发展挑战，这些都会成为心理危机的触发因素。

学业与职业压力所引发的心理危机通常表现为情绪波动、焦虑、自我怀疑等。个体会感到对学业或职业的不安和不满，对未来产生不确定感。在心理危机干预中，个体需要学习有效的应对策略，如时间管理、情绪调节等，以应对学业和职业中的挑战。

（四）人际关系问题导致的心理危机

人际关系是个体社会生活中的重要方面，人际关系问题会对个体产生心理危机。家庭纠纷、友情破裂、感情失意等问题可能使个体陷入情感困境，产生心理危机。在人际关系问题中，个体还会面临与他人的冲突、沟通困难等，这些问题可能对个体的自尊心和自信心产生负面影响。

在处理人际关系问题引发的心理危机时，个体需要掌握有效沟通和解决冲突的方法，增强自我理解和自我价值感。心理危机干预应该注重帮助个体树立积极的人际关系观，建立健康的社交网络。

（五）心理障碍和疾病引发的心理危机

心理障碍和疾病是个体心理健康的严重障碍，这些障碍或疾病可能使个体更易于陷入心理危机。心理障碍如抑郁症、焦虑症等，以及精神疾病如精神分裂症等，都可能导致个体的心理资源和适应能力受到限制。

在处理心理障碍和疾病引发的心理危机时，个体需要得到专业的心理治疗和医疗支持。心理危机干预应该着重帮助个体稳定情绪，建立积极的康复信念，提高自我管理和自我调节的能力。

以上是对心理危机不同类型进行的一种分类，每一类心理危机都有其特定的触发因素和表现形式。在实际研究和干预中，理解心理危机的不同类型将有助于制定针对性的干预策略，帮助个体有效应对不同类型的心理危机。

二、过去相关研究回顾

心理危机作为一个重要的心理学研究领域，吸引了广泛的关注。过去的研究在理解心理危机的触发因素、影响机制以及干预方法等方面取得了一些重要进展。

（一）心理危机触发因素的研究

过去的研究对心理危机触发因素进行了深入研究，旨在揭示不同类型事件和情境对个体心理健康的影响。自然灾害和意外事故等突发性事件常常引发严重的心理危机，其突然性和不可预测性对个体造成强烈冲击。例如，地震后的幸存者可能面临丧失家园、亲友离世等情况，这些因素都会导致心理危机的发生。此外，生活变故如失业和丧失亲友等也可能对个体心理产生较大压力，因为这些事件涉及个体生活的重大变化和损失。学业与职业压力、人际关系问题，以及心理障碍和疾病等因素也与心理危机密切相关，对个体的心理健康存在影响。

（二）心理危机对个体的影响研究

过去的研究广泛探讨了心理危机对个体心理和行为的影响。心理危机往往伴随情绪的波动和认知的困扰。个体可能经历情绪的起伏，而情绪的波动会加剧心理危机的严重性和持续性。同时，个体在心理危机中可能出现认知上的困扰，如对事件的过度归因、自我贬低等认知偏差。这些认知困扰会使个体对事件产生消极的解释和评价，导致负面情绪的产生和持续。

心理危机还可能导致个体的行为异常。在一些情况下，个体可能表现出自闭、逃避现实、自伤等行为，这些行为是个体应对心理危机的一种逃避机制，但也使其无法有效应对问题和挑战。同时，心理危机会影响个体的社会功能，导致他们在人际关系和工作学习中出现问题。个体可能因心理危机而在工作场所表现不稳定，与家人、朋友的关系出现紧张，甚至在学习和职业发展中陷入困境。

（三）现有研究的发展趋势

随着社会的发展和心理学研究的深入，心理危机研究也在不断发展和演进。未来的研究将朝以下几个方向发展：

1.跨学科研究的拓展

未来心理危机研究将更加注重跨学科的合作和整合。心理危机作为一个复杂的现象，涉及心理学、社会学、医学、心理治疗学等多个学科领域。跨学科研究可以更全面地探讨心理危机的本质和影响机制。心理学可以深入研究个体心理过程和心理适应机制；社会学可以探讨心理危机在社会群体中的传播和影响；医学可以关注心理危机对身体健康的影响；心理治疗学可以提供有效的心理危机干预策略。跨学科研究的合作将有助于实现心理危机研究的综合性和深入性。

2.个体差异与干预个性化

未来的研究将更加关注个体差异对心理危机的影响，探索个性化的干预方法。不同个体在面对心理危机时可能表现出不同的心理反应和应对方式。因此，针对个体的心理危机干预应该更加精准和个性化。通过深入了解个体的心理特点、社会环境和应对策略，制订个性化的干预计划，有助于个体应对心理危机，提高其适应能力和心理韧性。

3.心理危机干预的研究

心理危机干预是缓解心理危机影响的重要手段。未来的研究将继续探索有效的心理危机干预方法，并对这些方法的有效性和可行性进行深入评估。心理危机干预的研究不仅包括针对个体的干预，也包括对群体和社区的干预策略。对不同类型的心理危机，应该采用不同的干预措施。同时，心理危机干预的研究应该注重干预效果的长期跟踪，以便评估干预措施的持久性和可持续性。

4.心理危机的社会因素研究

除了个体内部因素外，心理危机还受到社会因素的影响。未来的研究将更加关注社会因素在心理危机中的作用。例如，社会支持、社会环境和文化背景等因素可能对心理危机的发生和发展产生重要影响。探讨这些因素如何与个体心理相互作用，影响心理危机的发生和应对策略，有助于更好地理解心理危机的多层面特征和复杂性。

5.心理危机的预防与早期干预

未来的研究将更加关注心理危机的预防和早期干预。预防心理危机的研究将着眼于发现心理危机的早期预警标志，以便及早采取干预措施。了解心理危机的早期发展过程，制定预防措施和干预策略，有助于减少心理危机的发生和严重性。早期干预的研究将关注为心理危机初期提供有效的支持和帮助，防止心理危机进一步恶化，并培养个体积极应对危机的能力。

6.技术手段在心理危机研究中的应用

未来的研究将更多地探索技术手段在心理危机研究中的应用。人工智能、大数据分析等技术有助于更深入地分析对心理危机的触发因素和影响机制进行。虚拟现实技术可以用于模拟心理危机场景，帮助研究人员更好地理解心理危机的发生过程和个体的反应。技术手段的应用将为心理危机研究提供新的方法和视角。

7. 心理危机与应对的长期跟踪研究

心理危机并非短暂事件，有些危机可能对个体产生长期影响。未来的研究将更加关注心理危机及其应对措施的长期跟踪研究。长期跟踪研究有助于了解心理危机的持续性和长远影响。通过跟踪个体在心理危机后的生活轨迹和心理状态，我们可以探索心理危机对个体生活的长期影响，并评估应对措施的持久效果。此外，长期跟踪研究还可以发现一些长期干预的需求和改进空间，以提高个体在心理危机后的整体生活质量。

总体而言，心理危机作为一个重要的心理学研究领域，其发展趋势将朝着跨学科、个体差异、干预策略、社会因素、预防与早期干预、技术应用和长期跟踪等方向发展。这些研究努力将有助于深入理解心理危机的本质，提高对心理危机的应对和干预水平，从而为个体和社会的心理健康做出更大的贡献。

第三节　心理危机干预的理论基础

一、应激与适应理论

应激与适应理论是心理学中关于应对压力和适应环境的重要理论之一，由理查德·拉扎斯（Richard Lazarus）等学者在 20 世纪 60 年代提出。该理论的核心假设包括：个体对应激事件进行主观性评估，评估结果直接影响其情感反应和应对策略；个体的适应性策略是动态的，可以随着时间和情境的变化而调整。

在心理危机干预中，应激与适应理论的基本假设起着重要作用。干预者需要认识到个体在面临心理危机时进行主观评估的重要性。不同个体对相同心理危机事件可能有不同的评估，因此干预措施需要因人而异，个性化制定。此外，干预者还需要关注个体的适应性策略，并在干预过程中帮助其调整和优化这些策略，以更有效地应对心理危机。

（一）应激与适应理论的基本假设

个体对应激事件的评估是主观的。应激与适应理论认为个体在面对应激事件时，会对事件进行主观评估。这个评估过程是个体根据自己的认知、情感和经验等因素，对应激事件进行意义和威胁程度的判断。同一个应激事件对不同个体来说可能产生不同的评估结果，因为个体的心理体验和背景不同。

评估结果导致情感反应。应激与适应理论指出，个体对应激事件的评估结果直接影响其情感反应。当个体对事件评估为威胁性和挑战性时，往往会引发负面情绪，如焦虑、恐惧和愤怒。相反，如果个体对事件的评估是积极的，可能会产生正面情绪，如希望和乐观。

适应性策略是动态的。应激与适应理论认为个体在应对应激事件时，可能采取多种适应性策略，并且这些策略是动态变化的。个体根据不同的应激情境和自身资源，选择最合适的适应策略。在应对心理危机时，个体可能通过寻求社会支持、积极解决问题、参与情感调节等策略来适应危机。

（二）应用于心理危机干预

1. 评估个体的应激事件认知

在心理危机干预过程中，干预者需要了解个体对心理危机的认知评估。通过与个体进行面谈、问卷调查等方式，干预者可以获取个体对心理危机事件的看法、感受和评估结果。这有助于干预者全面了解个体的心理状态，找出个体在应对心理危机时可能面临的困难和挑战，为后续的干预措施制定提供依据。

2. 促进认知重构和适应策略优化

心理危机往往伴随着消极情绪和负面认知，这会阻碍个体有效应对危机。在干预中，干预者可以运用认知重构技术，帮助个体厘清混乱的思维，挖掘和改变负面自我评价和错误认知，以更客观和积极的方式看待心理危机。同时，干预者还可以引导个体优化适应性策略，如积极解决问题、参与情感调节等，以增强其应对心理危机的能力。

3. 促进积极适应与成长

在心理危机干预过程中，应激与适应理论强调个体适应过程中的主观性和动态性。干预者应尊重个体的主观体验，理解个体在心理危机中可能经历的情感波动和困扰。在干预中，干预者可以通过提供适时的支持和引导，帮助个体从心理危机中寻找积极的体验和成长机会。同时，鼓励个体积极面对挑战，发掘潜在的心理成长和发展机会，以促进积极适应与成长。

应激与适应理论为心理危机干预提供了重要的理论指导。通过评估个体的应激事件认知，促进认知重构和适应策略优化，以及鼓励积极适应与成长，干预者可以更好地帮助个体应对心理危机，增强其心理适应能力和心理健康水平。

二、危机干预理论框架

心理危机干预理论框架是指在干预过程中所采用的理论模型和方法。不同的理论框架强调不同的干预策略和技术，用于帮助个体应对心理危机和恢复心理卫生。在心理危机干预中，常见的理论框架包括认知行为理论、人本主义理论、系统理论等。

（一）认知行为理论框架

认知行为理论是心理危机干预中应用最广泛的理论框架之一。该理论认为，个体的认知、情感和行为之间存在密切的关系，人们对事件的认知评估和解释会影响其情感反应和行为表现。在心理危机干预中，认知行为理论框架提供了一系列有效的干预策略，用于帮助个体应对心理危机和改变不良的心理反应和行为模式。

1. 认知重构

认知重构是认知行为干预中的核心策略之一。在心理危机干预中，干预者与个体合作，帮助其识别和纠正负面、扭曲的思维模式和认知偏差。通过认知重构，个体能够更客观地看待自己和周围的情况，减少过度悲观和自责的倾向，从而降低负面情绪的产生和持续可能。

2.行为技能训练

认知行为理论强调个体在应对心理危机时的行为表现。在心理危机干预中，干预者可以通过行为技能训练，教授个体一系列有效的应对技巧。例如，应对压力和情绪管理的技巧、决策和解决问题的能力等，都是帮助个体应对心理危机的重要手段。

3.暴露疗法

对于某些特定类型的心理危机，如创伤后应激障碍（PTSD），认知行为理论中的暴露疗法被广泛应用。通过逐渐暴露个体与心理创伤相关的情境和回忆，干预者帮助其逐渐减少对创伤的恐惧和回避，促进心理适应和康复。

4.自我监测和行为计划

在认知行为理论框架下，心理危机干预强调个体的自我监测和行为计划制订。干预者与个体合作，制订具体可行的行为计划，帮助个体应对心理危机中的挑战。行为计划包括设定具体目标、制定行动步骤以及设立奖励和反馈机制，个体根据行为计划采取行动，逐步实现目标，从而增加自我效能感和应对能力。

5.心理教育和信息传递

在心理危机干预中，干预者向个体提供心理教育和信息传递是必要的。通过向个体解释心理危机的常见表现、机制和可能的后果，干预者帮助个体更好地理解自己的心理状态和情绪反应。同时，提供相关的心理卫生知识和资源，使个体了解心理危机干预的重要性和有效性，增强其主动寻求帮助的意愿。

（二）人本主义理论框架

人本主义理论是心理危机干预中另一个重要的理论框架。该理论强调个体的主观体验、自我实现和自我决定。在心理危机干预中，人本主义理论框架注重个体的自我探索和发展，提供支持和理解，促进个体的自我成长和实现。

1.积极关注个体需求与自我实现

人本主义理论框架强调个体的需求和价值，认为个体应该受到尊重和关注。在心理危机干预中，干预者积极关注个体的内在需求，鼓励他们自我探索和实现潜能。通过倾听和理解，干预者帮助个体认识自己的情感、信念和动机，从而更好地应对心理危机和生活挑战。

2.提供支持和理解

在人本主义理论框架下的心理危机干预强调提供支持和理解。干预者通过真诚的关怀和倾听，使个体感受到被理解和尊重，促进他们的情感表达和情绪释放。同时，干预者还帮助个体认识和接受自己的情绪和经历，鼓励他们积极应对和面对困难，增强个体的心理弹性。

3.强调个体的自主性和自我决定

人本主义理论认为个体是自主的和有能动性的，应该在干预过程中保持自我决定的权利。在心理危机干预中，干预者尊重个体的意愿和选择，鼓励他们主动参与干预过程。个体有权决定是否接受干预建议和参与治疗计划，干预者尊重个体的选择并提供支持。

4. 促进个体的成长和自我实现

人本主义理论框架强调个体的成长和自我实现，认为个体有潜能和能力不断发展和进步。在心理危机干预中，干预者鼓励个体设定积极的目标和价值观，帮助他们建立积极的自我形象和生活意义。通过支持和鼓励，干预者促进个体的自我实现，使他们更好地应对心理危机并发展个人潜力。

（三）系统理论框架

系统理论是心理危机干预中另一个重要的理论框架。该理论强调个体与周围环境的相互作用和影响，认为个体处于一个复杂的系统中。在心理危机干预中，系统理论框架提供了考虑个体与家庭、社会和文化环境之间关系的视角，有助于全面了解心理危机产生的多因素和多层面特征。

1. 家庭系统与心理危机干预

在心理危机干预中，家庭系统被视为一个重要的关注点。家庭是个体最基本的社会系统，其内部互动和结构会直接影响个体的心理健康。家庭中的冲突、失衡和不良互动成为心理危机的源头。干预者通过评估家庭系统，了解家庭成员之间的关系和互动模式，发现家庭中可能存在的问题，如沟通困难、家庭成员角色不明确等。基于对家庭系统的了解，干预者可以制定相应的干预策略，帮助家庭成员改善互动关系，增强支持力量，以促进个体心理康复和家庭系统的健康发展。

（1）家庭成员角色与功能评估

在进行家庭系统干预时，干预者需要评估家庭成员在家庭中所扮演的角色和功能。不同的角色分配和功能发挥可能对家庭系统产生积极或消极影响。例如，一个过度负责的角色可能承担过重的责任，导致其心理压力过大，成为心理危机的易发人群。通过角色和功能评估，干预者可以帮助家庭成员认识自己在家庭中的角色定位，调整不良的角色模式，以提高家庭系统的稳定性和适应性。

（2）家庭沟通与冲突解决

良好的家庭沟通是家庭系统健康的基础。在心理危机干预中，干预者通过观察家庭成员之间的沟通模式，发现可能存在的沟通障碍和冲突。针对不良的沟通模式和冲突，干预者可以运用家庭治疗技巧，帮助家庭成员掌握有效的沟通和冲突解决方法。家庭成员之间良好的沟通和冲突解决能力将有助于增强家庭系统的凝聚力和抗压能力。

2. 社会系统与心理危机干预

社会系统也是心理危机干预中的重要考虑因素。个体生活在一个复杂的社会网络中，社会支持和资源对于个体心理健康的维护和康复至关重要。在心理危机干预中，干预者需要关注个体的社会支持系统，包括家人、朋友、同事以及社区资源等。社会支持可以减轻个体在心理危机中的负担，提供情感上的支持和实际的帮助。

（1）社会资源的利用与整合

干预者在进行社会系统干预时，需要评估个体的社会资源和支持网络。通过与个体沟通，了解其身边可利用的资源和支持渠道，干预者可以帮助个体合理整合这些资源，从而更好地应对心理危机。社会资源的有效利用不仅有助于缓解个体的心理压力，还能为其提供更多选择和更大可能性，促进心理康复和成长。

（2）社会支持网络的增强

社会支持是心理危机干预中的一个重要目标。干预者通过与个体和其社会支持系统的成员进行交流，了解社会支持的情况和程度。对于缺乏有效社会支持的个体，干预者可以帮助其建立更加稳固的社会支持网络。这包括鼓励个体主动与亲友保持联系、加入支持性社交团体，或寻求专业的社会支持服务。有效的社会支持网络不仅能够在心理危机中提供实质性的帮助，还能增强个体的心理韧性和适应性。

3.文化系统与心理危机干预

文化是个体行为和心理过程的重要影响因素。在跨文化的心理危机干预中，干预者需要充分考虑个体所处的文化背景，以及文化对心理危机的影响。文化价值观、信仰体系和传统习俗等因素可能影响个体对心理危机的认知、表达方式以及对干预措施的接受程度。

（1）跨文化敏感性与文化适应性干预

在进行跨文化心理危机干预时，干预者需要具备跨文化敏感性。这包括对不同文化的尊重和理解，要避免将自身文化价值观强加于个体。干预者还需要适应个体的文化特点，根据其文化背景制定相应的干预方案。文化适应性干预能够增加个体对干预措施的接受度和参与度，提高干预效果。

（2）文化价值与心理危机评估

在心理危机评估过程中，干预者需要考虑个体文化背景对心理危机评估的影响。不同文化对心理危机的定义、表现形式和解决方式可能存在差异。因此，干预者需要灵活运用不同的评估工具和方法，以确保评估的准确性和全面性。

4.心理危机干预的整体性与持续性

系统理论框架强调个体与周围环境的相互作用和影响，认为心理危机是一个多层次、多因素的问题。在心理危机干预中，干预者需要以整体性的视角来看待个体和系统之间的关系，制订综合性的干预计划。干预者还需要强调心理危机干预的持续性，确保干预的效果能够持续并对个体的心理康复产生长远影响。

（1）综合性干预策略的制定

基于系统理论框架，干预者采用综合性的干预策略来应对心理危机。这包括认知行为技术、家庭治疗、社会支持网络的建立等多种干预方法的综合应用。综合性干预策略能够更全面地考虑个体和系统之间的相互关系，提高干预的成功率和效果。

（2）持续性干预的重要性

心理危机干预并非一蹴而就，个体的心理康复是一个持续性的过程。在干预过程中，干预者需要与个体建立持续的合作关系，不断监测干预效果，并根据实际情况进行调整和改进。此外，心理危机干预还需要考虑个体心理康复的长远目标，提供长期的支持和指导，以确保个体能够持续改善和发展。

三、心理卫生与干预的关系

心理卫生是指个体在心理方面的良好状态，包括情感的平衡、认知的清晰、社交的适应等。心理危机干预与心理卫生密切相关，它们共同促进个体的心理健康和幸福。

（一）心理卫生的定义与重要性

1.定义

心理卫生是指个体在心理、情感和社交功能方面的良好状态。它是一个综合性概念，涵盖了个体心理功能的多个方面，包括情绪稳定、认知清晰、自尊自信、人际关系健康等。心理卫生是个体心理健康的一个重要指标，反映了个体心理功能的整体水平。

心理卫生的评估涉及个体的主观感受和客观表现。个体心理卫生的良好与否与其自身的情感状态、认知过程、社会适应等密切相关。心理卫生不仅涉及心理问题的缓解和康复，更强调个体心理资源的发展和积极健康的心理状态。

2.重要性

心理卫生对个体的健康和幸福具有多重重要性：

健康与幸福。良好的心理卫生是个体健康和幸福的基石。心理健康问题可能导致情绪不稳定、抑郁、焦虑等不适应情况，影响个体的生活质量和幸福感。

应对能力。心理卫生直接影响个体应对生活中各种挑战和压力的能力。心理健康的个体更容易积极应对困难，采取适当的解决策略，而心理问题可能导致应对能力不足，甚至产生逃避或消极行为。

成长和发展。心理卫生对个体的成长和发展具有重要意义。良好的心理卫生有利于个体的自我实现和成就目标，促进个体的个人成长和职业发展。

身心健康关联。心理卫生与身体健康密切相关。许多心理健康问题，如慢性压力、焦虑、抑郁等，可能导致身体健康问题的发生和恶化。良好的心理卫生有助于维持身心的整体健康。

社会适应。心理卫生对个体在社会中的适应具有重要意义。心理健康问题可能导致个体社交能力下降，难以建立良好的人际关系，影响工作和学习，甚至导致社会功能受损。

心理卫生是个体心理健康的重要组成部分，它与个体的幸福、应对能力、成长和社会适应等方面密切相关。在心理危机干预中，重视心理卫生的维护和促进，对于帮助个体应对心理危机、促进心理康复具有重要意义。同时，心理危机干预本身也是心理卫生服务的一部分，它通过提供支持、治疗和培训等手段，有助于改善个体的心理状态，促进心理健康的恢复和发展。

（二）心理危机干预与心理卫生的关系

1.心理危机干预的目标与心理卫生关系

心理危机干预的目标。心理危机干预的目标是帮助个体应对突发的心理困境，缓解由于心理危机带来的负面影响，并促进个体的心理康复。心理危机可能是由重大变故、创伤事件、个人或家庭困难等引发的，会导致个体情感、认知和行为产生明显的波动和紊乱。心理危机干预旨在及早干预，提供支持、治疗和培训等干预手段，帮助个体有效应对心理危机，减轻心理症状，促进心理康复和适应能力的提升。

2.心理卫生与心理危机干预的关系

心理卫生与心理危机干预之间有密切的关系，两者相辅相成，共同促进个体的心理健康：

（1）心理卫生是干预的基础

心理卫生是个体在心理、情感和社交功能方面的良好状态。在进行心理危机干预前，干预者对个体的心理卫生状况进行全面评估是至关重要的。只有了解个体的心理状态和问题所在，干预者才能制订针对性的干预计划。心理卫生评估为干预提供了重要依据，帮助干预者确定干预目标、选择干预方法，并及时发现心理健康问题，以便进行早期干预和心理卫生预防。

（2）心理危机干预促进心理卫生的恢复与发展

心理危机干预的核心目标是帮助个体从心理危机中恢复并达到心理健康状态。通过认知重构、行为技能训练、支持性措施等干预手段，个体可以逐渐减少负面情绪和心理不适，提高应对能力，从而促进心理康复。心理危机干预不仅关注个体的心理康复，更重视个体的心理成长和发展，增强其心理弹性和自我实现能力。因此，心理危机干预在促进心理卫生的恢复与发展方面具有重要意义。

（3）早期干预与心理卫生预防

心理危机干预不仅关注已经发生心理危机的个体，还包括早期干预和心理卫生预防。早期干预着眼于发现心理危机的早期预警标志，及时介入并提供支持和帮助，防止心理危机进一步恶化。心理卫生预防强调通过心理教育和心理健康促进活动，增强个体的心理健康水平，预防心理危机的发生。早期干预和心理卫生预防都是促进心理卫生的重要手段。

（4）心理危机干预提供心理卫生资源

心理卫生资源是心理危机干预的重要支持。在心理危机干预过程中，心理卫生资源如心理咨询、心理治疗、社会支持等，能够为个体提供必要的支持和帮助，促进心理康复和心理成长。心理卫生资源的充足和有效利用是心理危机干预取得成功的关键因素之一。

心理卫生是心理危机干预的基础，干预的目标是促进个体的心理康复和心理成长。心理危机干预通过早期干预和心理卫生预防，帮助个体避免或减轻心理危机的发生。同时，心理卫生资的提供和有效利用是心理危机干预成功的关键。通过维护心理卫生与有效实施心理危机干预，个体能够更好地应对生活中的挑战，增强心理健康水平，提高生活质量，从而实现幸福和满足感的目标。

第三章　心理危机干预模式综述

第一节　传统心理危机干预模式的回顾

一、个体心理干预方法

（一）倾听与支持

1. 倾听的重要性

在心理危机干预中，倾听是一种关键性的技巧和方法。干预者主动聆听个体的心理困扰、情感表达和内心感受，展现出尊重和理解的态度。倾听不仅是简单的听取个体的言语，更重要的是理解其中的情感和需求，为个体提供情感上的支持和安慰。

2. 倾听的技巧

干预者在倾听过程中，需要具备一系列倾听技巧，以确保倾听的效果和质量。这些技巧包括：

倾听姿态。干预者需要展现积极主动的倾听姿态，用眼神、肢体语言和言语表达出对个体的兴趣和尊重。面带微笑、保持眼神接触和适度的头部点头可以传递出对个体的支持和理解。

听从和鼓励。干预者在倾听时应及时作出回应，用简短的肯定性语言来表达对个体的支持和鼓励，例如"我明白你的感受""你说得很好"等。这样的回应可以激发个体继续表达和分享内心感受的愿望。

避免打断。干预者应尽量避免打断个体的表达，给予个体足够的时间和空间来表达自己的感受和想法。聆听过程中的沉默也是可以接受的，因为有时个体需要一些时间来整理自己的思绪。

3. 反馈技巧

确认感受。干预者可以运用确认感受的技巧，将个体的表达转化为干预者的理解。例如，"你感觉很沮丧""你好像很担忧"等。这样的确认有助于个体感受到被理解和认同。

澄清和核实。当个体表达含混不清或有歧义的信息时，干预者应当及时澄清和核实，以确保自己对个体的理解是准确的。例如，"你能具体说说你担忧的是什么吗？"

总结归纳。在倾听过程中，干预者可以用总结归纳的方式，将个体的表达进行整理，以便个体更好地理解自己的问题和情感。干预者可以说，"除了你之前提到的困扰外，你还有其他想法吗？"

4. 聆听的作用

情感表达。通过倾听，个体得以将内心的情感和情绪进行有效的表达。这种情感的宣泄能够减轻个体心理上的压力和负担，使个体感到释放和宽慰。

建立信任。倾听是建立干预者与个体之间信任和亲近关系的重要途径。干预者通过倾听展现出对个体的尊重和理解，使个体感到被认同和支持，从而建立稳固的信任基础。

问题确认。通过倾听，干预者可以准确地确认个体所面临的问题和困扰。这种确认有助于干预者准确把握个体的需求，为后续干预提供精准的方向和目标。

干预者通过积极倾听、适时反馈和有效确认，为个体提供情感上的支持和安慰，同时为后续的干预提供了必要的信息和指导。倾听作为心理危机干预的起点，为干预的成功打下了坚实的基础。在实际干预中，干预者应不断提升倾听技巧，与个体真诚地建立联结，以更好地促进个体的心理康复和成长。

（二）问题导向的方法

1. 问题导向的概念

问题导向是一种心理干预方法，其核心思想是通过探讨问题的本质和可能的解决方案，帮助个体逐步寻找解决问题的方法和策略。问题导向的方法源自解决问题短期疗法和解决问题治疗，强调个体的潜在能力和资源，关注积极的问题解决过程。在心理危机干预中，问题导向方法能够帮助个体摆脱负面情绪和焦虑，培养积极应对困境的能力，促进心理康复。

2. 问题导向的实施

问题导向实施过程中，干预者通常采取以下步骤：

问题定义。干预者与个体一起明确问题的具体内容和影响，并确认个体对问题的理解和认知。通过与个体进行沟通，干预者了解个体所面临的困境和问题，帮助个体认清问题的实质。

目标设定。干预者与个体共同设定解决问题的目标，明确希望达成的结果和期望。确立明确的目标可以为干预提供的方向，并增加个体参与解决问题的动力。

探讨解决方案。干预者与个体一起探讨可能的解决方案，鼓励个体提出不同的应对方法和思路。通过开展问题解决的讨论，个体能够从多个角度思考问题，寻找更全面的解决方案。

行动计划。干预者与个体合作制订可行的行动计划，包括具体的步骤和时间安排，帮助个体逐步实现目标。行动计划的制订有助于将问题解决的过程分解为可行的小目标，降低个体面对问题时的压力。

3. 问题导向的意义

问题导向的方法在心理危机干预中具有重要意义：

激发积极性。问题导向的方法能够激发个体的积极性和主动性，帮助其主动面对问题和挑战。通过积极参与解决问题，个体增强了对问题的控制感和自我效能感。

培养解决能力。问题导向过程中，个体学会寻找解决问题的途径和方法，培养了解决问题的能力。这种能力不仅在当前问题中有所帮助，在未来应对类似问题时也具有指导意义。

提升心理韧性。问题导向过程中，个体逐渐适应面对问题的过程，提升了心理韧性和抗压能力。个体在实现解决方案的过程中，不断调整自己的心态和行为，增强了面对困难的适应能力。

干预者通过问题定义、目标设定、探讨解决方案和行动计划等步骤，帮助个体建立积极的问题解决态度，提升个体的心理资源和应对能力，促进心理康复和成长。问题导向的方法强调个体的主动性和自主性，使个体成为心理康复过程中的积极主体，而不是被动的接受者。

（三）心理教育与认知重构

1.心理教育的意义

心理教育在心理危机干预中是一种重要手段。通过向个体传授心理健康知识和应对技巧，帮助其更好地理解心理危机的本质和应对方法。心理教育过程中，干预者可以向个体解释心理反应的正常性，减少其对负面情绪和行为的自责和恐惧，增强自我接纳和理解。

2.认知重构的概念

认知重构是一种心理干预技术，旨在纠正个体消极的认知偏差和思维错误，培养积极的心理态度和行为模式。通过认知重构，个体可以学会更客观地看待问题，从而减少心理压力和负面情绪。

3.心理教育与认知重构的实施

心理教育与认知重构在心理危机干预中常常结合应用。在实施过程中，干预者可以通过以下方式进行：

信息传递。干预者向个体传递有关心理危机和心理健康的相关知识，解释心理反应的常见特征和原因，帮助个体了解自己的情绪和行为。

认知评估。干预者与个体一起分析其认知模式和思维方式，发现可能存在的消极认知偏差，如过度悲观、自我否定等。

认知重构。干预者通过引导个体探讨替代性的积极认知，帮助其转变消极的思维模式，从而减少负面情绪的产生。

实践应用。个体通过在日常生活中实践应用新的认知方式，逐渐养成积极的思维习惯，从而提高心理应对能力。

4.心理教育与认知重构的意义

心理教育与认知重构在心理危机干预中具有重要意义：

提高认知水平。通过心理教育和认知重构，个体能够提高对自身心理过程的认知水平，了解自己的情感和行为反应，并学会理性地应对负面情绪。

减少心理压力。通过认知重构，个体能够转变不必要的消极思维，从而减少心理压力和情绪困扰。

增强心理适应能力。心理教育和认知重构帮助个体建立积极的心理态度，提高心理适应能力，更好地应对未来的挑战和压力。

（四）应对技巧的训练

1.应对技巧的重要性

在心理危机干预中，应对技巧的训练是帮助个体增强心理应对能力的重要手段。应对技巧包括情绪管理、解决问题、决策能力等方面，通过训练，个体能够有效地应对心理危机中的问题和挑战。

2.应对技巧的内容

应对技巧的训练涵盖多个方面，例如：

情绪管理。个体学会认识自己的情绪，掌握有效的情绪调节方法，如放松技巧、情绪释放和情绪转移等，以更好地应对心理危机中的情绪波动。

解决问题。通过问题导向的方法，个体学会分析问题的原因和解决方案，制订行动计划并逐步实施，以解决心理危机中的实际问题。

决策能力。干预者与个体一起训练决策能力，帮助其做出理性和明智的决策，避免因情绪或压力导致冲动行为。

3.应对技巧的意义

应对技巧的训练对于心理危机干预具有重要意义：

提高心理调适能力。应对技巧的训练帮助个体学会有效地处理心理危机中的问题和困扰，提高心理调适能力。

培养自主能力。通过应对技巧的训练，个体能够逐渐培养自主解决问题的能力，减少对外部支持的依赖。

增强应对策略。应对技巧的训练使个体能够掌握多样化的应对策略，面对不同的心理危机，灵活地选择合适的方法，增强应对的效果和成功率。

4.应对技巧的实践

在应对技巧训练中，干预者可以采取以下实践方法：

角色扮演。干预者可以与个体进行角色扮演，模拟真实的心理危机场景，使个体在安全的环境中练习应对技巧，增强应对心理危机的自信心。

问题解决训练。通过与个体共同分析问题，找出解决问题的可能途径，培养个体的问题解决能力和决策能力。

情景模拟。干预者可以设计情境模拟实验，使个体在虚拟的场景中面对不同的心理危机，锻炼应对技巧和应变能力。

5.应对技巧的长期效果

应对技巧的训练不仅对于当前的心理危机干预有积极影响，还对个体的长期心理健康具有持久的效果：

增强心理韧性。应对技巧的训练能够增强个体的心理韧性，使其更好地应对未来的心理挑战和困境。

建立自我支持体系。应对技巧的训练帮助个体建立自我支持体系，增强其应对心理危机的自主能力，减少不必要的心理依赖。

促进心理成长。应对技巧的训练鼓励个体从心理危机中学习和成长，增强自我认知和意识，促进心理成熟和发展。

倾听与支持为干预的起点，问题导向的方法帮助个体寻找解决问题的途径，心理教育与认知重构为个体提供了心理健康知识和积极的认知方式，应对技巧的训练则增强了个体的心理应对能力和自主性。这些方法的综合运用能够更有效地帮助个体度过心理危机，促进其心理康复和成长。在实际的心理危机干预中，干预者可以根据个体的具体情况，灵活选择并结合使用这些个体心理干预方法，以取得更好的干预效果。

二、社会支持系统的作用

（一）情感支持

社会支持系统在心理危机干预中发挥着重要作用。情感支持指通过情感上的倾听、关心、理解和鼓励来帮助个体应对心理危机和负面情绪。家人、朋友和同事等社会支持网络在个体心理危机中的角色至关重要。他们的存在和陪伴可以使个体感受到关爱和支持，减轻个体在心理危机中的孤独感和无助感，增强个体的心理韧性。

1.情感支持的重要性

在心理危机干预中，情感支持是个体心理康复的重要组成部分。个体在面对心理危机时往往承受着巨大的压力和负面情绪，情感支持可以提供以下重要帮助：

减轻孤独感和无助感。在心理危机中，个体可能会感到孤独和无助，面对问题和负担束手无策。得到家人、朋友和同事等社会支持网络的情感支持，可以使个体感受到陪伴和理解，减轻其在心理危机中的孤独感和无助感，增强个体面对困境的勇气和信心。

安慰和安抚情绪。心理危机往往伴随着强烈的情绪波动，个体可能会产生愤怒、恐惧、沮丧、焦虑等负面情绪。而情感支持者的倾听和理解可以为个体提供情感上的安慰和安抚，使个体感受到情绪得到认可和释放。这有助于个体情绪的调节和情感的宣泄，减轻心理压力。

增强心理韧性。心理韧性指的是个体面对逆境和挑战时的应对能力和适应性。情感支持能够增强个体的心理韧性，使个体知道自己并不孤单，有人关心和支持自己，从而增强个体应对心理危机的信心和勇气。

促进情感表达。在心理危机中，个体可能会压抑自己的情感，不敢或不愿意表达内心的真实感受。而情感支持提供了一个安全的环境，鼓励个体敞开心扉，表达内心的情感。通过情感的表达，个体能够更好地理解自己的情绪和需求，并从中获得情感上的满足。

2.情感支持与心理康复

情感支持在心理危机干预中对个体心理康复的影响至关重要。以下是情感支持与心理康复之间的关系：

减轻心理负担。在心理危机中，个体往往承受着巨大的心理负担和压力。得到情感支持者的关心和理解，个体能够抒发内心的情感，缓解情绪的压抑和紧张，从而缓解心理负担。

增强心理韧性。情感支持能够增强个体的心理韧性。在得到他人的支持和鼓励时，个体更能积极应对困难和挑战，勇敢面对心理危机，从而增强心理韧性。

增进自我认知。通过情感支持的倾听和理解，个体有机会更深入地认识自己的情感和需求。情感支持者可以帮助个体认识到自己的情绪和心理反应，并引导个体探索内心的真实感受，从而增进自我认知。

促进情感表达。情感支持者的存在和支持为个体提供了安全的环境，鼓励个体敞开心扉，表达内心的情感。情感的表达有助于情感的释放和情绪的宣泄，从而帮助个体更好地应对心理危机。

缓解心理症状。得到情感支持的个体往往更能积极面对问题，主动寻求解决方案。情感支持有助于缓解焦虑、抑郁等心理症状，促进个体的心理康复。

通过提供情感上的倾听、关心、理解和鼓励，社会支持系统的成员可以为个体提供重要的心理支持，减轻心理负担，增强心理韧性，促进情感表达，增进自我认知，缓解心理症状，从而推动个体向心理康复的方向迈进。在心理危机干预中，情感支持与其他干预方法相辅相成，共同为个体的心理康复奠定坚实基础。

（二）信息支持

社会支持系统在心理危机干预中也发挥着信息支持的作用。心理危机往往伴随着许多不确定性和困惑，个体可能对问题的本质和解决方案感到迷茫。这种情况下，社会支持系统可以为个体提供相关的信息和建议，帮助个体更好地理解心理危机，并找到解决问题的途径。

1. 信息支持的意义

在心理危机干预中，信息支持是社会支持系统的重要组成部分，其意义体现在以下几个方面。

提供认知支持。在心理危机中，个体可能因为对问题的不了解而感到困惑和无助。信息支持可以提供认知上的支持，帮助个体更全面地认知心理危机的本质和原因，理解其中的复杂性和困难。

消除不确定性。心理危机往往伴随着许多不确定性，个体可能对未来的走向和结果感到迷茫。信息支持可以帮助个体获取相关信息，消除疑虑，减少不确定性，使个体更有信心应对心理危机。

提供解决方案。信息支持系统的成员可能具备丰富的经验和知识，他们可以为个体提供解决问题的方案和建议。这些方案可能是经历类似的故事，也可能是专业性建议，帮助个体找到解决问题的途径。

增强问题解决能力。通过获得信息支持，个体能够增进对问题的了解，同时学习如何获取并利用信息来解决问题。这有助于培养个体的问题解决能力和自主应对能力。

提供希望和信心。信息支持可以为个体提供希望和信心，使其意识到在心理危机中并不是孤立无助的。有了信息支持，个体会感到他们不是独自面对问题，而是整个社会支持系统在背后支持着他们。

2. 信息支持的实施

信息支持的实施需要干预者采取以下措施：

倾听个体需求。干预者首先需要倾听个体的需求，了解他们对信息的需求和关注点。

提供客观信息。干预者需要提供客观、准确的信息，确保信息的真实性和可靠性。

提供专业指导。在某些情况下，干预者可能需要提供专业指导，引导个体寻找更专业的信息来源或专业人士的帮助。

鼓励主动获取信息。干预者可以鼓励个体主动获取信息，培养他们主动解决问题的意识和能力。

尊重个体选择。干预者需要尊重个体的选择，不强迫个体接受信息支持，而是根据个体的意愿提供适当的支持。

通过提供认知支持、消除不确定性、提供解决方案、增强问题解决能力和提供希望和信心，信息支持可以帮助个体更好地应对心理危机，并向心理康复迈进。在实施信息支持时，干预者需要关注个体的需求，提供客观、准确的信息，并鼓励个体主动获取信息，最大限度地发挥信息支持的作用。

（三）实质性支持

除了情感支持和信息支持，社会支持系统还能够为个体提供实质性支持。实质性支持包括物质上的帮助和资源的提供。在心理危机中，个体可能面临生活困难和经济压力，此时，社会支持系统的成员可以提供实质性帮助，比如提供经济支援、提供食物和住所等。实质性支持有助于减轻个体在心理危机中的生活压力，增加其应对危机的资源。通过社会支持系统的实质性帮助，个体能够更好地应对生活中的困难，减轻心理负担，积极投入心理康复的过程中。

1. 实质性支持的种类

实质性支持是社会支持系统在心理危机干预中提供的一种重要支持形式。它包括以下几个种类：

经济支援。社会支持系统的成员可以提供经济上的支援，包括提供资金、支付费用、提供生活必需品等。经济支援可以帮助个体应对经济困难，减轻其在心理危机中的负担。

物质支援。实质性支持还包括提供物质上的帮助，如提供食物、衣物、住所等。这些物质支援可以满足个体的基本需求，使其感到温暖和安心。

交通支持。在某些情况下，个体可能需要交通上的支持，如提供交通工具或代步服务，帮助个体解决交通上的困难。

生活协助。实质性支持还包括提供生活上的协助，如帮助个体处理日常事务、安排生活计划等。这些生活协助可以减轻个体在心理危机中的疲惫和焦虑。

专业资源。除了个人支持系统外，社会支持系统还可以提供专业资源的支援，如介绍个体到相关专业机构、寻找适合的专业人士等。这些专业资源可以提供更全面、深入的支持和帮助。

2.实质性支持的意义

实质性支持在心理危机干预中具有重要意义。

减轻心理负担。在心理危机中，个体可能面临各种困难和压力，实质性支持可以减轻其在生活中的负担，使其更集中精力应对心理危机。

增加应对资源。实质性支持增加了个体的应对资源，使其在心理危机中更有信心和能力。

提供安全感。实质性支持使个体感受到温暖和安心，知道在困难时刻有人在身边支持和帮助。

促进康复过程。通过提供实质性支持，个体的生活和基本需求得到满足，有助于其更好地投入心理康复过程中，促进心理康复。

3.实施实质性支持

在实施实质性支持时，干预者需要关注个体的具体需求和困难，并根据个体的情况提供相应的支援。实质性支持应该是个体需要的、可行的，并且是在双方自愿下提供的。

在提供实质性支持时，干预者需要与个体建立信任和理解的关系，尊重个体的选择和意愿，避免对个体进行过度干预。同时，干预者还应该积极寻找和整合社会资源，为个体提供更全面和有效的实质性支持。

通过提供经济、物质、交通、生活协助和专业资源等支援，实质性支持可以减轻个体的负担，增加其应对资源，提供安全感，并促进心理康复过程。在实施实质性支持时，干预者应该根据个体需求提供合适的支援，并与个体建立良好的沟通和合作关系。

（四）专业支持

除了个人社会支持系统外，专业支持系统也是心理危机干预中的重要组成部分。专业支持系统包括心理咨询师、心理治疗师、社会工作者等专业人员。他们具备专业的心理知识和技能，能够为个体提供专业的心理支持和治疗。

专业支持系统在心理危机干预中的作用主要体现在以下几个方面：

评估和诊断。专业人员对个体的心理状态进行评估和诊断，帮助个体了解自己的心理问题和需求。

心理治疗。专业人员为个体提供针对性的心理治疗，帮助个体处理心理困扰和负面情绪，促进心理康复。

心理教育。专业人员向个体提供心理教育，传授心理健康知识和应对技巧，帮助个体更好地应对心理危机。

三、心理疏导与心理治疗

（一）心理疏导

心理疏导是传统心理危机干预中常见的方法之一。它是一种辅导技术，旨在通过倾听和引导，帮助个体减轻心理压力，排解心理危机。心理疏导通常适用于心理压力较轻的个体，其重点在于情感的宣泄和情绪的释放。干预者通过倾听和共情，使个体有机会表达内心的困扰和情感，从而减轻负面情绪的压力。心理疏导是一种简单且易于实施的干预方法，对轻度心理危机的缓解具有积极作用。

1.心理疏导的定义与目标

心理疏导是一种常见的心理危机干预方法，它是一种辅导技术，通过倾听和引导，帮助个体减轻心理压力，排解心理危机。心理疏导的主要目标是使个体有机会表达内心的困扰和情感，从而减轻负面情绪的压力，增强个体的心理韧性和情绪调节能力。

心理疏导的实施通常适用于心理压力较轻的个体，特别是在刚刚经历心理危机或者情绪波动较为明显的阶段。在心理疏导过程中，干预者扮演倾听者和支持者的角色，与个体建立信任关系，鼓励个体坦诚表达内心感受，进行情感上的宣泄和释放。

2.心理疏导的实施步骤

建立信任关系。在心理疏导开始之前，干预者需要与个体建立信任关系。这可以通过积极的非语言回应、肯定性的言语表达及共情等方式实现，使个体感受到被理解和支持。

倾听与共情。心理疏导的核心是倾听与共情。干预者应该全神贯注地倾听个体的情感表达，理解其内心的困扰和压力，并通过共情使个体感受到被理解和接纳。

适时提问与引导。在倾听过程中，干预者可以适时提问和引导个体更深入地探索自己的情感和想法。通过适当的问题和引导，干预者可以帮助个体厘清思绪，找到情绪宣泄的途径。

推动情感宣泄。在倾听和引导过程中，个体会逐渐宣泄出内心的情感和情绪。干预者应该耐心倾听，使个体尽情表达，同时避免对个体进行过度干预和判断。

鼓励积极应对。在个体情感宣泄后，干预者可以鼓励个体寻找积极的应对方式，提供支持和建议。通过积极应对，个体可以逐渐恢复心理平衡，增强心理韧性。

3.心理疏导的意义与局限性

心理疏导作为一种简单且易于实施的心理危机干预方法，具有以下意义：

缓解情绪压力。心理疏导为个体提供了情感上的宣泄和释放，可以有效地缓解情绪压力，减小负面情绪影响。

增强情绪调节能力。通过心理疏导，个体学会表达和应对情绪，增强情绪调节能力，更好地应对类似的心理危机。

建立支持系统。心理疏导过程中，干预者作为倾听者和支持者，为个体提供情感上的支持和陪伴，帮助个体建立良好的支持系统。

然而，心理疏导也有其局限性。对于心理压力较大、情绪波动较为严重的个体，仅仅依靠心理疏导可能无法达到理想的效果。这种情况下，干预者可能需要结合其他更深入的心理治疗方法进行干预，以更全面地帮助个体度过心理危机。

（二）心理治疗

心理治疗是一种系统性、专业性的心理干预方法，适用于更严重的心理危机和心理健康问题。心理治疗包括多种形式，如认知行为疗法、心理动力学疗法、家庭治疗等。心理治疗的核心是通过专业的技术和方法，帮助个体深入了解自己的心理问题，解决心理困扰，并实现个体的心理成长和发展。

1.认知行为疗法

（1）认知行为疗法的概念

认知行为疗法（Cognitive Behavioral Therapy，CBT）是一种广泛应用于心理治疗领域的有效方法。它基于认知心理学和行为学的理论基础，旨在帮助个体认识到消极的认知和行为模式，并通过改变这些负面模式来改善心理状况。认知行为疗法认为，个体的情绪和行为受其认知（思维）影响，而不仅是外部环境的影响。因此，通过改变负面的认知，个体能够更积极地应对心理危机。

（2）认知行为疗法的实施

认知行为疗法的实施包括以下步骤：

评估与目标设定。干预者首先对个体进行综合评估，了解其心理问题和心理危机的特点；然后与个体共同设定治疗目标，明确希望达成的改变和成果。

认知重构。在认知行为疗法中，干预者帮助个体识别和纠正负面的认知偏差，如过度悲观、自我贬低等。通过认知重构，个体学会更客观地看待问题，培养积极的心理态度。

行为改变。认知行为疗法还关注个体的行为模式。干预者与个体一起探讨和制订积极的行为改变计划，帮助个体培养积极的行为习惯，以应对心理危机。

技巧训练。认知行为疗法常常包括一系列技巧训练，如情绪管理技巧、应对技巧等。通过技巧训练，个体能够提升自我调节能力，更好地应对心理危机。

（3）认知行为疗法的意义

认知行为疗法在心理危机干预中有重要意义：

实证有效。认知行为疗法是心理治疗领域中经过大量研究验证的有效方法，在应对心理危机中有积极成效。

短期效果显著。认知行为疗法通常是一种短期治疗，个体在较短时间内就能看到明显的改善。

应用范围广泛。认知行为疗法适用于多种心理问题和心理危机，包括抑郁、焦虑、创伤后应激障碍等。

2.心理动力学疗法

（1）心理动力学疗法的概念

心理动力学疗法是一种心理治疗方法，其核心理论基础是心理动力学理论。心理动力学理论认为，个体的行为和情感是受到潜意识冲突和心理防御机制的影响。心理动力学疗法试图通过探索个体内心深处的潜意识冲突，帮助个体理解自己的情感和行为，并解决心理困扰。

（2）心理动力学疗法的实施

心理动力学疗法的实施包括以下步骤：

探索潜意识冲突。干预者与个体一起探索其内心深处的潜意识冲突。通过对个体潜意识冲突的探讨，个体可以更深入地了解自己的情感和行为。

理解心理防御机制。心理动力学疗法强调个体的心理防御机制在心理困扰中的作用。干预者帮助个体认识到其使用的心理防御机制，并评估其对心理健康的影响。

情感的表达和释放。心理动力学疗法鼓励个体表达和释放内心的情感。个体有机会通过情感的表达来减轻心理压力和负面情绪。

推动自我认知。心理动力学疗法试图通过探索和解决潜意识冲突，推动个体对自己的认知和理解。个体能够更深入地了解自己的需求和愿望，从而促进心理成长和发展。

（3）心理动力学疗法的意义

心理动力学疗法在心理危机干预中具有以下意义：

深层次探索。心理动力学疗法着重探索个体内心深处的潜意识冲突，有助于个体更深入地了解自己的情感和需求。

提升自我认知。通过心理动力学疗法，个体能够更好地认识自己的情感和行为模式，从而提升自我认知。这有助于个体更好地了解自己的心理特点和心理过程，从而应对心理危机和处理困境。

解决内心冲突。心理动力学疗法的目标是帮助个体解决内心的冲突和问题。通过深入地探索潜意识层面的情感和冲突，个体能够理解自己的心理矛盾，从而减轻心理压力和焦虑。

个体增长和发展。心理动力学疗法不仅关注心理问题的解决，还强调个体的心理成长和发展。通过认识和解决内心的冲突，个体可以实现心理上的成熟和发展。

3.家庭治疗

（1）家庭治疗的概念

家庭治疗是一种专注于家庭系统和亲密关系的心理治疗方法。心理危机常常涉及家庭中的相互关系和互动，因此家庭治疗在解决家庭危机和心理危机中具有独特优势。家庭治疗强调整个家庭系统的协调和稳定，通过改善家庭内部的互动和沟通方式，增强家庭的凝聚力和支持力量。

（2）家庭治疗的实施

家庭治疗的实施包括以下步骤：

家庭评估。干预者首先对家庭系统进行评估，了解家庭成员之间的关系和互动模式。通过家庭评估，干预者能够确定家庭中存在的问题和困扰。

沟通和互动改善。家庭治疗着重于改善家庭成员之间的沟通和互动方式。干预者帮助家庭成员更好地表达情感和需求，提高互相理解和支持的能力。

家庭角色和功能。在家庭治疗中，干预者探讨家庭成员的角色和功能，并帮助家庭成员适应家庭中的变化和挑战。

解决家庭冲突。家庭治疗致力于解决家庭中存在的冲突和问题。通过共同讨论问题，家庭成员能够更好地理解彼此的立场，并共同寻找解决方案。

（3）家庭治疗的意义

家庭治疗在心理危机干预中有重要意义：

家庭系统的稳定。家庭治疗着眼于整个家庭系统的稳定和和谐。通过改善家庭成员之间的互动和沟通，家庭系统能够更好地应对心理危机和挑战。

提供社会支持。家庭是一个重要的社会支持系统，家庭治疗可以增强家庭成员之间的情感联系和支持，减轻个体在心理危机中的孤独感。

解决家庭问题。心理危机往往涉及家庭中的相互关系和互动，家庭治疗可以帮助家庭成员共同面对和解决心理困扰，增强家庭的适应能力。

认知行为疗法注重个体认知和行为的改变，心理动力学疗法探索个体内心深处的潜意识冲突，而家庭治疗关注家庭系统和亲密关系的改善。干预者可以根据个体的需求和心理特点灵活应用不同的治疗方法，帮助个体应对心理危机，实现心理康复。

（三）心理疏导与心理治疗的综合应用

在传统心理危机干预模式中，心理疏导与心理治疗常常结合应用，以取得更好的干预效果。初期，对于心理压力较轻的个体，可以先进行心理疏导，通过倾听和支持减轻其负面情绪和心理压力。对于心理压力较重的个体，需要进行更为系统和深入的心理治疗，通过专业技术和方法解决其心理困扰和问题。

1.阶段性干预

在心理疏导与心理治疗的综合应用中，考虑干预的阶段性非常重要。初期，干预者应当注重心理疏导与支持，帮助个体缓解急性心理压力，稳定情绪。心理疏导者通过倾听和理解个体的情感表达，提供情感上的支持和安慰，帮助个体释放内心的情绪和压力。这个阶段的重点是让个体感受到被理解和接纳，减轻心理压力，增加情绪宣泄。心理疏导可以在个体面临急性危机或情绪波动时迅速进行，起到即时缓解的作用。

随着个体情绪的稳定和压力的减轻，可以逐渐转向心理治疗。心理治疗着重于深入探讨个体的心理问题和背后的原因，帮助其逐步解决心理困扰，实现长期的心理康复。在心理治疗阶段，干预者可以运用不同的心理治疗方法，比如认知行为疗法、心理动力学疗法等，根据个体的需要和问题进行选择。心理治疗的目标是促进个体的自我认知和成长，提升个体的心理韧性，以应对日后可能出现的心理挑战。

2.干预计划的个性化

心理疏导与心理治疗的综合应用需要制订个性化的干预计划。不同个体在面对心理危机时，其心理卫生问题的原因和表现各不相同。因此，干预者应当充分了解个体的心理特点、个性特征、生活背景等信息，以便制订针对性的干预计划。

在制订个性化干预计划时，干预者可以采用多种评估工具和方法，如心理测评、访谈、观察等，收集关于个体心理状态和问题的详细信息。基于这些信息，干预者可以识别出个体的心理需求和问题所在，并为其量身定制相应的心理疏导和治疗方案。

3.协同工作

心理疏导与心理治疗的综合应用需要不同专业人员之间的协同工作。在干预过程中，心理疏导者与心理治疗师可以协作，共享信息，互相补充和支持，提高干预效果和效率。

心理疏导者应及时向心理治疗师反馈个体的情况和进展，将个体在疏导过程中的表现、情绪变化、问题反应等信息传达给心理治疗师。心理治疗师则根据这些信息，提供专业的指导和建议，以便干预者更好地把握个体的心理状态和需求，调整干预策略。协同工作有助于确保干预的连贯性和有效性，同时为干预者提供了专业的支持和帮助。

（四）干预效果的评估

在心理疏导与心理治疗的综合应用中，干预效果的评估是至关重要的一环。干预者需要定期对个体的心理状态和干预效果进行评估，以了解干预的进展和有效性。评估结果可以为干预者调整干预计划和方法提供依据，确保干预的针对性和灵活性。

1. 量化评估工具的应用

在心理危机干预中，干预者可以广泛应用各种量化评估工具来评估个体的心理状态和功能。量化评估工具通过标准化的测量和分析，提供客观的数据，有助于评估个体的心理症状和心理健康水平的变化。以下是一些常用的量化评估工具：

抑郁症状评估量表。例如，汉密尔顿抑郁量表（HAMD）、贝克抑郁量表（BDI），用于测量个体的抑郁程度。

焦虑症状评估量表。例如，汉密尔顿焦虑量表（HAMA）、贝克焦虑量表（BAI），用于测量个体的焦虑水平。

生活满意度量表。用于评估个体对生活的满意程度，了解心理幸福感和主观幸福感的变化。

应对方式问卷。用于了解个体在面对心理危机时所采用的应对方式，如积极应对还是消极应付。

心理健康问卷。例如，症状自评量表（SCL-90）、简短精神状态问卷（BSI），用于评估个体的心理健康水平和心理症状。

2. 定性评估方法的运用

除了量化评估工具，定性评估方法也是评估干预效果的重要手段。定性评估方法通过深入访谈、观察和反馈，了解个体在心理疏导与心理治疗过程中的感受、体验和反应。以下是一些常用的定性评估方法：

半结构化访谈。干预者与个体进行半结构化访谈，询问个体在干预过程中的感受、观念和体验，了解个体的心理变化和反应。

观察与记录。干预者通过观察个体在干预过程中的行为、情绪和反应，进行系统性的记录和分析。

反馈问卷。设计反馈问卷，让个体对干预效果进行自我评价，从而获取个体对干预的主观认知和评价。

3. 反馈与调整

根据干预效果的评估结果，干预者应及时向个体提供反馈，告知其心理状态的变化和干预进展。反馈的内容应当客观、清晰，帮助个体认识到自己的进步和改变。同时，干预者应与个体共同探讨干预的效果和问题，了解个体对干预的需求和期望，进一步调整干预计划，以确保干预的有效性。

如果发现干预效果不佳，干预者可以尝试不同的心理治疗方法或增加干预的频率和强度。在调整干预计划时，干预者需要充分考虑个体的特点和需求，灵活运用不同的心理干预技术，以实现更好的干预效果和成功率。同时，持续反馈与调整是干预过程中的重要环节，通过持续地与个体沟通和交流，干预者可以更好地把握个体的心理变化和需求，为个体提供有效的帮助和支持。

第二节　心理危机干预联动模式的概念与发展

一、心理危机干预联动模式简介

（一）心理危机干预联动模式的概念

心理危机干预联动模式是一种综合性的心理干预方法，通过多个专业领域的专业人员之间的合作和协同，为个体提供全方位、多层次的心理危机干预支持。该模式强调不同专业人员之间的合作与衔接，以形成统一的干预团队，共同协作解决个体的心理危机。心理危机干预联动模式的特点在于资源共享、信息交流和整合创新，旨在提高干预效果和促进个体的心理康复。

1.理论基础和发展背景

心理危机干预联动模式是基于心理学、社会学、医学、教育学等多学科的理论基础发展起来的。在心理学领域，研究者们逐渐认识到传统心理干预方式在面对复杂的心理危机时具有局限性，因此开始探索更为综合和有效的干预模式。同时，社会学和医学领域的研究发现，心理危机往往涉及社会支持、医学治疗等多个领域的问题，因此，跨学科合作的需求逐渐增加。在这样的背景下，心理危机干预联动模式应运而生。

2.关键特点与操作模式

心理危机干预联动模式的关键特点在于多学科合作与资源共享。在该模式下，不同专业领域的专业人员，如心理学家、社会工作者、医生等，共同组成一个干预团队。团队成员之间密切合作，通过信息交流和共享资源，形成统一的干预计划。在干预过程中，团队根据个体的具体情况和需求，综合运用各自专业的知识和技能，为个体提供全方位、多层次的心理危机干预支持。

3.应用领域与案例分析

心理危机干预联动模式在应用领域具有广泛的适用性。它可以在紧急救援、自然灾害后的心理援助、校园心理辅导、社区心理服务等多个场景中得到应用。例如，在一次自然灾害后，心理学家、社会工作者和医生等专业人员组成了一个心理危机干预联动团队。团队成员共同前往灾区，对受灾者进行心理评估和干预，提供情感支持和实质性帮助。通过团队的合作和协作，受灾者得到了全面的心理支持，心理危机得到缓解，促进了灾区的心理康复和社区的恢复。

心理危机干预联动模式作为一种综合性的心理干预方法，在解决心理危机问题上具有重要的应用价值和实践意义。通过多学科合作与资源共享，联动模式能够为个体提供更全面和个性化的心理支持，提高干预效果和促进个体的心理康复。然而，联动模式的实施需要克服一些挑战，需要各相关领域的支持与配合。因此，在未来的研究与实践中，应该加强跨学科合作与交流，探索更加灵活和有效的联动模式，进一步提高心理危机干预的质量和效果。

（二）心理危机干预联动模式的特点与优势

1.心理危机干预联动模式的专业人员合作与衔接

心理危机干预联动模式的一个重要特点是不同专业领域的专业人员之间的合作与衔接。在该模式中，心理学家、社会工作者、医生、教育工作者等不同专业的人员共同组成一个心理危机干预团队，共同为个体提供心理危机干预支持。团队成员之间紧密合作，进行信息共享和资源整合，形成统一的干预计划。通过专业人员之间的协同努力，个体可以得到更全面和综合的心理支持，提高干预效果。

2.全人类、全周期和全领域的干预

心理危机干预联动模式注重个体的全人类、全周期和全领域的干预。在干预过程中，团队成员综合考虑个体的身心健康状况、生活环境和社会关系等方面的因素，形成全面的干预计划。联动团队不仅关注当前的心理危机，还将目光放在个体的全人类发展和整个生命周期内，以及涉及的各个领域。这种综合性的干预方案能够更好地满足个体需求，提高干预的针对性和有效性。

3.资源共享与整合创新

心理危机干预联动模式强调资源共享与整合创新。不同专业领域的专业人员在联动模式中共同合作，可以共享各自的专业知识和技能，充分发挥各自的优势。通过整合不同领域的资源，联动团队可以创新性地开展干预工作，形成更加灵活和综合的干预方式。这种资源共享和整合创新的模式可以增强干预的多样性和个性化，提高干预效果。

4.针对性与灵活性

心理危机干预联动模式具有较强的针对性和灵活性。由于团队成员拥有不同专业背景和经验，可以根据个体的不同心理危机类型和程度，灵活选择和调整干预手段。这种针对性和灵活性使得干预效果更加显著和持久，因为每个个体的心理危机都是独特的，需要个性化的干预措施。

心理危机干预联动模式的优势在于它能够充分发挥多个专业领域的专业人员的优势，提供更全面和个性化的心理支持。通过不同专业的合作，干预团队能够制定出更灵活和综合的干预方案，提高干预效果。此外，联动模式还能促进心理服务体系的完善和发展，提高社会心理服务质量和水平。它在心理危机干预领域具有重要的应用价值和实践意义。然而，实施心理危机干预联动模式也面临一些挑战，包括专业人员之间的沟通与协调、跨学科知识的培训等。因此，未来需要加强相关研究与实践，推动心理危机干预联动模式的持续发展和完善。

二、心理危机干预联动模式的发展历程

（一）起源与初期发展

心理危机干预联动模式的起源可以追溯到 20 世纪 70 年代。当时，心理卫生工作者逐渐认识到单一的心理干预模式在处理复杂心理危机时的局限性，开始尝试跨学科的合作与协调。初期的发展主要集中在紧急救援和重大灾害事件的心理干预中，由心理学家、社会工作者、医生等组成的心理干预团队共同开展工作。通过开展合作，心理干预团队能够更加全面和及时地对受灾个体进行干预，缓解心理创伤，帮助他们逐渐恢复心理健康。

1. 心理卫生工作者意识到单一心理干预模式的局限性

20 世纪 70 年代，心理卫生工作者开始深入研究心理危机干预的有效性和局限性。传统的心理干预主要集中在心理治疗和咨询等单一领域，对复杂的心理危机情况未能够提供全面和系统的支持。在处理重大灾难事件等心理危机时，这种单一干预模式的不足变得更加明显，导致心理干预的效果有限。

2. 跨学科合作与协调的初步尝试

为了弥补传统心理干预模式的不足，心理卫生工作者开始探索跨学科合作与协调的可能性。他们意识到，心理危机干预需要涵盖多个领域的专业知识，如心理学、社会学、医学、教育学等。于是，心理学家、社会工作者、医生等专业人员开始尝试在心理危机干预中共同合作。他们形成了一支多领域的团队，共同面对复杂的心理危机情况，试图通过合作和协调提供更全面和多角度的支持。

3. 紧急救援与重大灾害事件的心理干预实践

初期的心理危机干预联动模式主要应用于紧急救援和重大灾害事件中。在面对灾难性事件时，心理干预需要快速响应、高效运作。心理学家、社会工作者、医生等组成的心理干预团队协同工作，为受灾个体提供紧急的心理支持。通过联合干预的方式，团队能够更好地把握灾后个体的心理需求，提供及时有效的心理疏导和支持，帮助他们缓解心理创伤，尽快恢复正常生活。

4. 初期发展的局限性与挑战

尽管初期的心理危机干预联动模式取得了一定的成就，但仍面临一些局限性和挑战。首先，跨学科合作需要协调各专业人员之间的沟通与合作，解决不同专业领域之间的理论与实践差异。其次，由于心理危机干预联动模式在起初阶段主要应用于灾害事件，其广泛性和普适性有待进一步拓展。最后，初期模式中的技术手段相对有限，还未能充分发挥创新技术和科技的潜力。

通过跨学科合作和协调，联动团队能够为受灾个体提供更全面、多样化的心理支持。初期主要应用于灾难事件的心理干预实践，对受灾群体产生了积极影响。然而，它仍面临合作难度、广泛应用等方面的挑战。随着技术的发展与实践经验的积累，心理危机干预联动模式有望在未来继续发展壮大，为更广泛的心理危机干预提供有力支持。

（二）多领域合作与专业融合

随着心理危机干预联动模式的不断发展，越来越多的专业领域开始参与其中。除心理学家和社会工作者外，医生、教育工作者、法律专业人员等也逐渐加入心理危机干预团队。多领域合作为心理干预带来了更多的资源和专业知识，促进了心理危机干预的全面性和多样性。不同专业人员之间的合作和交流也催生了专业知识的融合，为个体提供更加综合和个性化的心理干预服务。团队成员之间的合作与互动，形成了一种协作与相互支持的氛围，使干预工作更加高效和有效。

1. 医生在心理危机干预中的作用

医生在心理危机干预中发挥着重要作用。首先，他们可以进行全面的身体健康评估，排除可能由身体疾病引起的心理问题，确保干预的针对性。其次，对于某些心理危机，如严重的抑郁症、焦虑症，可能需要联合药物治疗，医生对于开具相关药物处方有专业的资质。最后，医生也可以为心理干预团队提供关于药物治疗效果的反馈和建议，帮助团队更好地了解个体的治疗进展和调整干预计划。

2. 教育工作者在心理危机干预中的角色

教育工作者在心理危机干预中扮演关键角色。他们经常与学生或青少年接触，能够及早发现学生可能存在的心理问题。教育工作者可以通过观察学生在学习和社交中的表现，发现潜在的心理困扰，并及时向心理危机干预团队汇报。此外，教育工作者还可以向心理干预团队说明个体在学业上的情况和学习环境，帮助团队更好地了解个体的心理危机背景和原因。

3. 法律专业人员在心理危机干预中的职能

法律专业人员在心理危机干预中有其独特的职能。在一些心理危机情况中，可能涉及法律问题，如家庭暴力、虐待等。法律专业人员可以提供法律援助，为个体解决法律问题，保护其合法权益。同时，法律专业人员对心理危机干预过程中可能遇到的法律规范和法律责任有深入的了解，能够为心理干预团队提供法律指导和建议，确保干预过程合法合规。

4. 专业融合带来的优势

多领域合作与专业融合为心理危机干预带来了许多优势。不同专业人员的加入丰富了心理干预团队的资源和专业知识，使干预团队能够在多个方面提供支持和帮助。心理学家能够提供心理治疗和心理评估，医生能够提供身体健康评估和药物治疗，教育工作者能够提供学业支持，法律专业人员能够提供法律援助，形成了一种资源共享和优势互补的工作模式。

5. 跨学科交流促进专业知识的融合

多领域合作与专业融合促进了跨学科的交流与合作。不同领域的专业人员在心理危机干预联动模式中相互交流经验、分享知识，通过对彼此专业领域的了解和学习，逐渐形成了一种跨学科融合。例如，心理学家可以从医学专业人员那里了解身体健康与心理健康之间的相互影响，医生可以从心理学家那里学习心理疏导和心理治疗的方法。通过跨学科交流，心理危机干预团队的专业知识得以相互借鉴，为干预提供更全面和综合的支持。

6.协作与相互支持的氛围

多领域合作和专业融合为心理危机干预团队营造了一种协作与相互支持的氛围。在联动模式中，团队成员之间相互尊重，相互信任，共同应对心理危机干预的挑战。团队成员在合作中相互协调和支持，共同为个体提供最优质的干预服务。这种协作与相互支持的氛围增强了团队的凝聚力和战斗力，使心理危机干预工作更加高效和有成效。

7.团队工作优势

多领域合作与专业融合的团队工作具有很多优势。首先，团队的多样性和专业性可以更全面地评估个体的心理状况和需求。通过不同专业人员的共同参与，心理干预团队能够对个体进行全方位评估，从多个维度了解其心理状况，制订更符合实际情况的干预计划。其次，团队成员之间的协作和交流有助于发现和解决心理干预过程中的问题。不同专业人员之间的交流和反馈可以帮助团队及时调整干预策略，确保干预的针对性和有效性。最后，团队成员共同面对心理危机干预的挑战相互支持和互补，减轻了单个专业人员的压力。

（三）创新技术与科技应用

随着科技的不断发展，心理危机干预联动模式也开始采用创新技术和科技手段。例如，远程心理干预通过电话、网络等形式，为远离心理资源的个体提供及时的干预支持。虚拟现实技术被应用于心理治疗中，帮助个体更好地体验和处理心理危机场景，提高治疗的真实性和效果。此外，人工智能技术也被引入心理危机干预中，用于自动化心理评估和干预过程的优化。科技的应用使心理干预更加便捷、灵活，并且能够覆盖更广泛的受众群体。

1.远程心理干预技术

远程心理干预技术通过电话、网络和移动应用等方式，为远离心理资源或无法亲自前往心理机构的个体提供及时的干预支持。这种技术使心理危机干预不再受限于地域和时间，个体可以随时随地与心理专业人员进行交流和咨询。特别在突发事件和紧急情况下，远程心理干预技术能够提供及时的心理支持，缓解个体的心理压力和创伤。

2.虚拟现实技术在心理治疗中的应用

虚拟现实技术在心理危机干预中的应用为治疗带来了新的可能性。虚拟现实技术可以创造出各种心理危机场景，如恐惧、焦虑等情境，使个体能够更加真实地体验和面对这些心理困扰。在治疗过程中，个体可以通过虚拟现实技术逐步暴露于这些场景中，从而减小对心理创伤的恐惧和抵触，提高治疗的真实性和效果。

3.人工智能技术在心理危机干预中的应用

人工智能技术在心理危机干预中的应用为干预过程的优化和个性化提供了新的途径。通过人工智能技术，心理危机干预团队可以对个体进行更加精准和全面的心理评估。人工智能技术可以分析个体的语言、行为和情绪等信息，从而了解其心理状态和需求。同时，人工智能技术还可以根据个体的特点和需求，提供个性化的干预方案和建议，使心理干预更加贴合个体的实际情况。

4. 创新技术带来的挑战与应对策略

尽管创新技术在心理危机干预中带来了许多优势，但它也面临一些挑战。首先，一些特殊群体如老年人、儿童等，可能不太熟悉和习惯于使用这些创新技术，心理危机干预团队需要提供额外的培训和支持。其次，创新技术的安全性和隐私保护问题也需要引起足够的重视。在使用远程心理干预技术和虚拟现实技术时，个体的个人信息和隐私可能面临泄露风险。因此，心理危机干预团队需要采取相应的安全措施，保障个体信息的安全和隐私。

创新技术在心理危机干预联动模式中的应用为干预工作带来了新的机遇和挑战。远程心理干预技术使干预不再受限于地域和时间，虚拟现实技术使治疗更加真实和有效，人工智能技术提供了个性化和精准的干预支持。然而，创新技术的应用也需要面对一系列挑战，如特殊群体的适应性问题和隐私保护等。心理危机干预团队需要不断探索和创新，改进技术应用，以提供更优质的心理干预服务。

（四）系统性与普及化

心理危机干预联动模式的发展趋势之一是系统性的发展。在过去，心理干预往往是单一专业领域的工作，各个领域之间的协作和衔接相对较少。然而，随着对心理健康的认识不断深入和心理危机事件的日益复杂化，单一专业领域的心理干预已经无法完全满足个体的需求。因此，心理危机干预联动模式强调不同专业领域的专业人员之间的合作与协同，形成一个紧密合作的团队。

在系统性发展方面，心理危机干预团队逐渐建立起完善的协作机制和工作流程。团队成员之间建立了沟通渠道和信息共享平台，促进了资源共享和信息交流。团队成员的角色和职责也得到明确划分，形成了一个高效协作的工作体系。心理危机干预联动团队通过相互之间的密切合作，能够更好地了解个体的全貌和需求，从而制订更全面和个性化的干预计划。系统性的发展使心理干预更加科学和高效，有助于为个体提供连续、一体化的心理服务。

1. 在更大的心理卫生体系中融合

心理危机干预联动模式逐渐融入更大的心理卫生体系中。心理健康是个体全面健康的重要组成部分，而心理危机干预是心理健康维护的关键环节。心理卫生体系不仅包括心理危机干预，还涉及心理预防、心理治疗、心理康复等多个方面。心理危机干预联动模式通过与其他心理卫生领域的交叉合作，实现了资源共享和优势互补。心理危机干预联动模式在更大的心理卫生体系中融合，使心理干预工作更全面和综合。

2. 拓展应用领域

除了在紧急救援和重大灾难事件中应用，心理危机干预联动模式还逐步拓展到社区、学校、企业等重要应用领域。社区心理危机干预能够更好地服务居民群体，及时发现和干预心理问题，提高社区居民的心理健康水平。学校心理危机干预注重青少年心理问题的预防和干预，培养学生良好的心理素质。企业心理危机干预关注员工心理健康，减轻工作压力和心理负担。拓展应用领域使心理危机干预更加普及化,覆盖了更多个体群体。

3.推广心理卫生知识,普及心理干预意识

心理危机干预联动模式在普及化方面致力于推广心理卫生知识,普及心理干预意识。公众对心理危机干预的认知和意识不断提升,越来越多人愿意主动寻求心理干预支持。心理卫生知识的普及不仅可以帮助个体更好地认知和理解自身心理状态,还能促进社会对心理危机的关注和重视。政府、社会组织和媒体等也起到了重要的宣传和教育作用,提供心理危机干预知识的普及教育和培训。普及心理干预意识使得个体更加自觉地关注和维护自身心理健康,促进整体社会的心理健康水平。

第三节　国内外心理危机干预联动模式的实践应用

一、国外心理危机干预联动模式案例分析

(一)美国纽约市心理危机干预联动模式案例分析

纽约市的心理危机干预联动模式是一个成功的跨学科心理干预团队合作模式。该模式由心理学家、社会工作者、医生、教育工作者和警察等组成的团队共同开展心理危机干预工作。他们的合作与协作涵盖了多个领域,包括紧急救援、灾害事件、暴力事件和家庭危机等。

1.纽约市心理危机干预联动模式的起源与初期发展

纽约市是美国最大的城市之一,拥有庞大的人口和复杂的社会背景。由于城市的繁忙、多样性和高压的生活节奏,个体容易面临各种心理危机,包括暴力事件、灾害事件、家庭危机等。然而,单一的心理干预模式在处理这些复杂心理危机时面临局限,迫切需要一种跨学科、综合性的心理干预模式。

纽约市心理危机干预联动模式的起源可以追溯到20世纪80年代末和90年代初。在此期间,纽约市心理卫生工作者和相关专业人员开始认识到心理干预的复杂性和多样性,积极探索跨领域合作与协调。初期的发展主要集中在处理突发事件和重大灾难事件的心理干预工作上。

初期的纽约市心理危机干预联动模式面临一系列挑战。首先,不同专业领域的专业人员之间存在沟通不畅和合作障碍,缺乏有效的协作机制;其次,资源分配不均,导致一些地区和个体在心理干预上得不到充分的支持。然而,随着意识的不断提高和实践的不断探索,纽约市心理危机干预联动模式取得了一系列突破。

在初期实践中,纽约市心理危机干预联动模式在处理一起重大事件时发挥了重要作用。心理学家、社会工作者、医生和警察等专业人员组成的干预团队共同进入现场,为受灾个体提供心理疏导、社会支持和医疗救治等服务。他们有效地组织了心理干预工作,帮助受灾个

体逐渐恢复心理平衡。

2.纽约市心理危机干预联动模式的多领域合作与专业融合

（1）多领域合作团队的组成

纽约市心理危机干预联动模式的团队成员涵盖多个专业领域。其中，心理学家负责提供心理疏导和治疗，社会工作者负责提供社会支持和资源，医生负责提供医疗救治和心理药物治疗，教育工作者负责提供学校心理健康服务，警察负责提供安全保障和应急处置等。团队成员之间形成了紧密合作和高效衔接，共同为个体提供全方位、多层次的心理危机干预支持。

（2）跨学科专业融合

在纽约市心理危机干预联动模式中，不同专业领域的专业人员之间开展有效的交流和协作。他们定期举行联合培训和工作会议，共同讨论心理干预的最佳实践和技术创新。通过专业融合，他们能够将各自的专业知识和技能相结合，形成综合性的心理干预方案。例如，心理学家提供专业的心理评估和治疗，社会工作者协助解决个体在社会资源方面的问题，医生提供心理药物治疗，教育工作者在学校中开展心理健康教育，警察提供安全保障等。这种综合性的干预方式能够更好地满足个体的多元化需求，提高干预的针对性和有效性。

在纽约市心理危机干预联动模式的实践中，跨学科的合作与专业融合取得了显著成效。例如，在处理一起校园枪击事件时，心理危机干预联动团队迅速组建，并在第一时间赶赴现场。心理学家提供了心理疏导和治疗，帮助受伤学生和目击者处理心理创伤；社会工作者为受灾家庭提供社会支持和资源，协助他们重新安置；医生提供了紧急的医疗救治，确保伤员得到及时治疗；教育工作者开展了心理健康教育，帮助学生和老师更好地应对事件后的心理压力。这个成功的案例充分展示了跨学科合作和专业融合在心理危机干预中的重要性和价值。

3.纽约市心理危机干预联动模式的创新技术与科技应用

（1）远程心理干预

纽约市心理危机干预联动模式采用了远程心理干预技术，通过电话、网络等形式为远离心理资源的个体提供及时的干预支持。特别是在大城市，个体可能因为交通和时间等因素难以到达心理咨询中心，远程心理干预为他们提供了更便捷的选择。团队成员可以通过远程通信工具对个体进行心理疏导、情感支持和心理教育，及时缓解个体的心理压力和困扰。

（2）在心理治疗中应用虚拟现实技术

纽约市心理危机干预联动模式引入了虚拟现实技术在心理治疗中的应用。通过虚拟现实技术，个体可以身临其境地体验和处理心理危机场景，如恐怖袭击、火灾等。这种虚拟体验有助于个体更深刻地认识自己的心理反应和情绪，帮助他们有效地面对和应对类似事件。同时，虚拟现实技术还可以在心理治疗中用于暴露疗法和认知重构，帮助个体减少不良情绪和行为。

（3）在心理干预中应用人工智能技术

纽约市心理危机干预联动模式还引入了人工智能技术在心理干预中的应用。例如，人工智能技术可以用于自动化心理评估，根据个体的心理问题和特点提供个性化的干预方案。同时，人工智能技术还可以通过大数据分析和预测模型，帮助干预团队提前识别可能出现心理危机的个体，采取相应的预防措施。这种技术的应用使得心理危机干预更加精准和高效。

4. 纽约市心理危机干预联动模式的系统性与普及化

（1）完善的协作机制和工作流程

纽约市心理危机干预联动模式逐步建立了完善的协作机制和工作流程。在心理干预团队中，不同专业领域的成员有明确的分工和职责，形成了协同合作的工作模式。他们定期举行联席会议，讨论心理干预的进展和改进措施，及时交流和分享干预经验。此外，心理干预团队还与相关政府部门、社会机构和非营利组织建立了合作关系，实现资源共享和互助。

（2）多层次的心理干预服务

纽约市心理危机干预联动模式将心理干预延伸到多个层面，实现了多层次的心理干预服务。除了应急事件的干预，心理危机干预团队还开展了社区心理健康推广活动，提供学校心理教育服务，开展企业心理健康培训等。这些多层次的心理干预服务为不同群体和个体提供了更全面和综合的心理支持，促进了整个社会心理健康水平的提升。

（3）心理危机干预的普及化

纽约市心理危机干预联动模式致力于推动心理危机干预的普及化。为了提高公众对心理危机干预的认知和意识，心理干预团队开展了大量的宣传和教育活动。他们定期举办心理健康讲座、座谈会和社区义诊活动，向公众传播心理卫生知识，增强大众的心理健康意识。同时，他们还与学校、社区、企业等机构建立了合作关系，将心理危机干预纳入日常工作和生活中，使更多人能够及时寻求和接受心理干预服务。

纽约市心理危机干预联动模式在多年的实践中取得了丰硕的成果。他们成功处理了许多突发事件和重大灾难，有效地缓解了受灾个体的心理压力，帮助他们逐渐恢复心理健康。通过跨学科的合作与专业融合，他们提供了全方位、多层次的心理支持，使心理干预效果更加显著和持久。此外，他们还在心理干预领域积累了丰富的经验和先进的技术，为其他地区和国家的心理危机干预提供了有益的借鉴。

5. 案例启示

纽约市心理危机干预联动模式是一种成功的综合性心理干预方法。它通过跨学科的合作与协调，为个体提供全方位、多层次的心理危机干预支持。多领域合作和专业融合使干预团队能够充分利用各自的专业知识和技能，提供更综合和个性化的心理支持。创新技术和科技应用为心理干预带来了更便捷和精准的手段，提高了干预效果和效率。系统性与普及化的发展趋势使得心理危机干预联动模式能够更好地服务于社会大众，提高整体社会心理健康水平。然而，纽约市心理危机干预联动模式仍面临一些挑战和问题。例如，心理干预团队需要进一步加强资源整合和专业人员的培训与交流，以提高干预的协同效能。此外，在心理干预普及化方面，需要加大宣传力度和社会支持，促进公众对心理健康的关注和重视。未来，随着社会的发展和需求的变化，纽约市心理危机干预联动模式还需要不断创新和完善，更好地满足个体的心理需求，促进社会心理健康的全面提升。

（二）英国伦敦心理危机干预联动模式案例分析

英国伦敦的心理危机干预联动模式是另一个成功的跨学科合作模式。该模式由心理学家、精神科医生、社会工作者和志愿者组成的团队合作进行心理干预。他们的干预范围包括自杀危机、家庭暴力、创伤后应激障碍等。

1. 英国伦敦心理危机干预联动模式的起源与初期发展

英国伦敦心理危机干预联动模式起源于20世纪80年代。当时，伦敦地区面临的心理健康问题日益增加，尤其是在城市内发生的各种暴力事件和紧急情况，使心理危机干预迫在眉睫。传统的心理干预方法在处理复杂的心理危机时显得力不从心，因此，心理卫生工作者开始尝试跨学科合作，形成一个综合性心理干预团队，以应对各种心理危机。

最初，该模式主要应用于自杀危机干预。心理学家、精神科医生和社会工作者等专业人员开始组成团队，利用各自的专业知识和技能，共同对自杀危机的个体进行心理干预和救助。随着实践的深入，团队逐渐发展成一个稳定的合作机制，形成了一套完整的干预流程和操作规范。

2. 多领域合作与专业融合

英国伦敦心理危机干预联动模式强调多领域合作与专业融合，团队成员包括心理学家、精神科医生、社会工作者和志愿者等。他们各自拥有不同的专业背景和技能，形成一个综合性的干预团队。在实际干预中，团队成员之间紧密协作，共同制订干预计划，并根据个体的情况进行针对性干预。例如，当处理一个涉及家庭暴力的心理危机时，心理学家提供心理疏导，精神科医生提供医学评估和治疗，社会工作者提供社会支持和安全计划，志愿者提供陪伴和辅导等。

团队成员之间的专业融合也有助于促进知识和经验的交流，提高干预的综合性和针对性。他们会定期组织专业研讨会和培训，分享最新的研究成果和心理干预技术，不断优化干预方案。

3. 灵活多样的干预方式

伦敦心理危机干预联动模式采取灵活多样的干预方式，以满足不同个体的需求。除了传统的面对面心理疏导，他们还推广远程心理干预，包括电话咨询、网络咨询和在线支持等。这种远程干预方式在应对一些无法亲临现场的心理危机时具有很大的优势。通过电话或网络，个体可以随时随地获得心理支持，有效地缓解心理压力和焦虑情绪。

此外，伦敦心理危机干预联动模式还鼓励个体参与心理健康自助和心理教育活动。他们通过组织心理健康宣传活动和社区义诊等形式，提高公众对心理健康的认知，培养人们主动寻求帮助的意识，从而减少心理危机的发生。

4. 成功案例与成果

英国伦敦心理危机干预联动模式在多年的实践中取得了显著成果。他们处理了许多心理危机事件，并帮助众多个体恢复心理健康。以下是英国伦敦心理危机干预联动模式的两个成功案例：

（1）自杀危机干预案例

在伦敦某社区，一名年轻人在失恋后陷入深度抑郁，出现了自杀倾向。他的家人和朋友发现了他的异常，迅速与当地心理危机干预联动团队取得联系。团队成员包括心理学家、精神科医生和社会工作者。他们第一时间展开干预，通过电话进行了初步评估，并立即派出心理学家和社会工作者前往现场提供紧急支持。团队通过对个体进行深入的心理疏导和辅导，了解了他的心理困扰和自杀念头，并制订了个性化的干预计划。同时，精神科医生进行了全面的心理评估，并提供药物治疗。在连续几周的干预中，团队成员定期与该个体进行电话跟进，持续提供心理支持和治疗。最终，这名年轻人摆脱了抑郁情绪，走出了自杀危机。

（2）家庭暴力干预案例

在伦敦某社区，一名妇女遭遇家庭暴力，身心受到严重创伤。她拨打了当地心理危机干预热线，心理学家、社会工作者和志愿者等迅速组建了一个干预团队。他们第一时间与该妇女进行电话咨询，了解了她的状况和紧急需求。随后，团队成员亲自前往她的住所，提供现场心理疏导和安全支持。在干预过程中，心理学家为该妇女提供情绪宣泄和心理调适的帮助，社会工作者帮助她制订离家暴力环境的安全计划。同时，志愿者与该妇女建立了互助支持关系，让她感受到社会的关怀和温暖。在连续几个月的干预中，团队不断调整干预计划，保持与该妇女的联系，帮助她逐渐走出受暴环境，重新开始新的生活。

这些案例体现了英国伦敦心理危机干预联动模式的成功实践。通过跨学科的合作和综合性的干预方式，团队能够迅速响应并提供全方位、多层次的心理支持，有效地帮助个体度过心理危机，促进他们的心理康复和社会适应。这一模式不仅在英国伦敦取得了显著成效，在全球范围内也受到了广泛的关注和借鉴。

二、国内心理危机干预联动模式案例分析

（一）中国上海心理危机干预联动模式案例分析

上海的心理危机干预联动模式是国内心理卫生领域的典型代表。该模式由心理学家、社会工作者、医生、教育工作者和志愿者等组成的团队合作进行心理干预。他们的合作与协作涵盖了校园、社区、企业和公共场所等多个领域。在上海的心理危机干预联动模式实践中，团队成员之间形成了紧密的合作关系。他们定期开展联合培训和交流活动，提高彼此的专业水平和协作能力。当心理危机发生时，他们能够快速响应并组成一个临时干预团队，共同制定干预方案。例如，在校园中，团队成员与教师、家长和学生建立有效的沟通渠道，共同关注学生的心理健康状况，及时发现和干预心理问题。

1. 心理危机干预联动模式在上海的起源与初期发展

上海的心理危机干预联动模式起源于 20 世纪 90 年代，当时心理健康意识逐渐兴起，社会对心理危机干预的需求日益增加。初期主要由心理学家和社会工作者等专业人员组成团队，针对突发事件和紧急情况进行心理干预。随着社会的不断发展和对心理卫生需求的日益增长，干预团队逐渐扩大，涵盖了医生、教育工作者、志愿者等不同领域的专业人员。团队成员之

间形成了良好的合作机制和工作流程，协作能力不断提高。

（1）团队成员的合作与协调

上海心理危机干预联动团队的形成是多领域专业人员合作的结果。心理学家、社会工作者、医生、教育工作者等共同组成干预团队，各自发挥专业优势，形成了高效的合作模式。团队成员定期召开联席会议，共同研究解决复杂心理危机事件的干预方案。通过沟通交流，团队成员之间建立了紧密的工作联系，确保干预过程的连续性和一体化。

（2）多领域干预的全面性

上海心理危机干预联动模式注重多领域干预，不仅关注个体的心理健康状况，还关注个体所处的社会环境和家庭背景。例如，在校园干预中，团队成员不仅关注学生的心理状态，还与学校教师和家长进行合作，共同关心学生的成长和发展。在社区干预中，团队成员积极参与社区活动，向社区居民普及心理健康知识，提供心理支持服务。多领域干预的特点使干预更全面和多元化，有助于更好地解决个体的心理问题。

2.心理危机干预联动模式在上海的创新技术与科技应用

随着科技的不断进步，上海心理危机干预联动模式逐渐引入创新技术和科技手段，提高干预效果和便捷性。

（1）远程心理干预

上海心理危机干预联动团队采用远程心理干预技术，通过电话、视频会议等方式为远离心理资源的个体提供及时的干预支持。远程心理干预打破了时间和空间的限制，使干预更加灵活和便捷。特别是在特殊时期，远程心理干预成为一种重要的干预手段，有效地满足了个体的心理需求。

（2）心理健康 APP 应用

团队开发和推广心理健康 APP 应用，提供心理咨询和自助干预功能。通过 APP，个体可以方便地获取心理健康信息、参与心理测试和自我评估，同时与心理专家在线交流。心理健康 APP 应用使心理服务更加普及，使更多人受益于心理干预。

（3）人工智能辅助干预

在心理危机干预过程中，团队引入人工智能技术，实现自动化心理评估和干预过程的优化。通过人工智能辅助，干预团队可以通过人工智能辅助，更加高效地对个体进行心理评估和干预计划的制订。人工智能技术能够分析个体的心理数据和反馈，快速判断心理问题的类型和程度，为干预提供科学依据。同时，人工智能还可以根据个体的特点和需求，推荐个性化的干预方案和心理训练内容。这种个性化的干预方式可以更好地满足个体的需求，提高干预效果。

（4）虚拟现实技术在心理治疗中的应用

上海心理危机干预联动团队还引入虚拟现实技术在心理治疗中的应用。虚拟现实技术可以模拟各种心理危机场景，如创伤事件、社交场合等，帮助个体更好地体验和处理心理创伤。通过虚拟现实体验，个体可以在安全的环境中面对心理挑战，逐渐适应和克服困难。虚拟现实技术在心理治疗中的应用为干预提供了一种创新的手段，尤其对于一些有特殊心理障碍的个体具有独特优势。

3. 心理危机干预联动模式在上海的系统性与普及化

（1）建立完善的心理危机干预网络

上海心理危机干预联动模式逐步建立了一个完善的心理危机干预网络。在不同领域设立了多个干预团队，每个团队由专业人员组成，负责特定区域或特定群体的心理干预工作。同时，不同团队之间建立了紧密的联系和合作机制，实现信息共享和资源互补。这种网络化的组织结构使得心理危机干预工作更加高效和精准。

（2）心理健康宣传与教育

上海心理危机干预联动团队积极开展心理健康宣传与教育活动，推广心理健康知识和技能。他们走进学校、社区、企业等场所，开展心理健康讲座和培训，提高公众对心理健康的认知和重视程度。同时，他们还通过媒体和网络平台发布心理健康信息，使更多人了解心理卫生知识和心理危机干预渠道。

（3）建立心理卫生热线与网络平台

为了方便公众获取心理支持和咨询，上海心理危机干预联动团队建立了心理卫生热线和网络平台。公众可以通过电话、短信或在线聊天等方式联系心理专家，获得心理咨询和支持。心理卫生热线和网络平台的建设使心理服务更加便捷和普及，为更多有心理需求的个体提供帮助。

4. 案例启示

上海心理危机干预联动模式的成功在于充分发挥了多领域合作优势。通过不同专业领域的专业人员之间的合作与协调，形成了一个强大的心理干预团队，为个体提供全方位的心理支持和干预。同时，引入创新技术和科技手段，增强了干预的灵活性和有效性。上海心理危机干预联动模式在系统性和普及化方面也取得了显著成效，建立了完善的心理危机干预网络，推广心理健康宣传与教育，为公众提供便捷的心理服务。

（二）中国北京心理危机干预联动模式案例分析

北京心理危机干预联动模式是另一个国内成功的实践案例。该模式是由心理学家、精神科医生、社工人员、公安人员和志愿者等组成的多领域合作团队。他们的干预范围涵盖了突发事件的心理干预、家庭暴力干预和心理健康宣传等。

1. 起源与初期发展

心理危机干预联动模式在北京的起源可以追溯到20世纪80年代末和90年代初。当时，随着社会的变革和城市化进程的加快，心理危机事件逐渐增多，对心理干预提出了新的挑战。北京心理卫生工作者和相关专业人员意识到单一的心理干预模式已经不能满足日益复杂的干预需求。为了更有效地应对心理危机事件，他们开始尝试跨学科的合作和协调。

初期的发展主要集中在紧急事件的心理干预中。例如，当北京遭遇突发性灾难或重大事故时，心理学家、精神科医生和社会工作者等专业人员会迅速组成干预团队，前往现场进行心理疏导和支持。通过多个专业领域的专业人员之间的合作，心理危机干预联动模式在初期实践中已经初步展现出了优势和潜力。

（1）紧急事件的心理干预

在紧急事件的心理干预中，北京心理危机干预联动模式团队成员会根据突发事件的性质和程度，迅速组织起来，前往现场提供心理支持和干预。例如，当地震灾害发生时，团队成员会与应急救援人员一同进入受灾地区，对受灾人员进行心理疏导和支持。他们会倾听个体的心理需求，帮助他们缓解紧张情绪、应对创伤经历、促进心理康复。

在这一阶段，团队成员之间的合作十分关键。他们之间形成了高效的信息共享和沟通机制，确保心理干预工作的协调一致。同时，团队成员也学会了相互支持和配合，共同应对紧急情况下的心理挑战。

（2）家庭暴力干预

除了紧急事件的心理干预，北京心理危机干预联动模式还在家庭暴力干预方面展现了特色和优势。家庭暴力是一种潜在的长期心理危机，需要持续的心理支持和干预。团队成员会与受害者建立长期支持关系，帮助他们逐渐从暴力环境中脱身，并重建自信和独立性。

在家庭暴力干预中，团队成员不仅提供心理疏导和支持，还会与相关社会机构和法律部门合作，为受害者提供法律援助和保护。他们的干预工作不仅关注受害者本身，还重视整个家庭的心理健康和稳定。

2.多领域合作与专业融合

北京心理危机干预联动模式的成功之处在于团队的多领域合作和专业融合。团队成员来自不同的专业领域，如心理学、医学、社会工作和公安等，他们各自拥有不同的专业知识和技能。通过多领域合作，团队能够充分发挥各自的专业优势，形成综合性的干预方案。

在心理危机干预中，不同专业人员之间的合作非常重要。例如，在紧急事件的心理干预中，团队成员共同协作，根据个体的不同需求，提供全面的心理支持和干预。医生处理身体伤害，提供紧急的医疗救助；心理学家进行心理评估和疏导，帮助个体应对创伤；社会工作者提供社会支持和资源安排，帮助个体重新融入社会。团队成员之间密切合作，形成了一种高效的干预方式，使个体能够在紧急事件后得到全面的支持和帮助。

此外，北京心理危机干预联动模式还在家庭暴力干预中展现了多领域合作优势。家庭暴力是一个复杂的问题，涉及心理、社会、法律等多个方面的因素。团队成员通过各自的专业角色和职责，共同合作，为受害者提供全面的支持和干预。医生检查和治疗身体伤害，心理学家进行心理治疗，社工人员提供住所和社会资源，而公安人员提供保护和法律援助。这种多领域合作更好地满足受害者的多重需求，帮助他们走出困境，重建自我价值和生活。

3.心理干预的及时性和连续性

北京心理危机干预联动模式注重心理干预的及时性和连续性。在紧急事件中，团队成员能够迅速响应，组建临时干预团队，及时开展心理干预工作。他们会在第一时间到达现场，为受灾个体提供紧急的心理支持和疏导，帮助他们缓解紧张情绪，应对创伤经历。

心理危机干预联动模式还注重干预的连续性。在家庭暴力干预中，团队成员与受害者建立长期支持关系，跟踪干预效果，及时调整干预方案。他们会定期与受害者见面，进行心理疏导和支持，帮助他们逐步摆脱暴力环境，并重建自信和独立性。这种连续的心理干预可以有效地促进个体的心理康复，避免复发和再次受伤。

4. 心理健康宣传和普及化

北京心理危机干预联动模式还注重心理健康的宣传和普及化。团队成员定期开展心理健康宣传活动，向公众普及心理健康知识，提高人们对心理危机干预的认知和接受度。他们会在社区、学校、企业等场所开展心理健康讲座和培训，帮助更多人了解心理健康的重要性，并学会正确应对心理危机。

通过这些普及化的举措，更多人能够了解心理健康的重要性，增强心理健康意识，主动寻求心理危机干预服务。同时，团队成员还积极参与心理咨询服务，为公众提供心理支持和指导，帮助个体更好地应对生活中的心理挑战。

5. 案例启示

综合来看，北京心理危机干预联动模式是一种成功的跨学科心理干预合作模式。该模式通过多领域合作和专业融合，实现了心理干预的全面性和个性化。团队成员之间的密切合作和信息共享，使得心理干预工作更加高效和有效。该模式注重心理干预的及时性和连续性，使得个体能够在紧急事件和长期心理危机中得到持续的支持和帮助。同时，心理健康宣传和普及化也使得更多人了解心理健康知识，增强心理健康意识，提高了整体社会心理健康水平。

第四章　心理危机干预联动模式的构建原则

第一节　干预联动模式的设计思路

一、心理危机干预联动模式设计的基本原则

心理危机干预联动模式的设计是为了在面对复杂多样的心理危急情况时，能够提供全方位、多层次的心理干预支持。在设计心理危机干预联动模式时，应遵循一些基本原则，以确保干预的有效性和专业性。

（一）综合性原则

综合性原则是心理危机干预联动模式中的一个核心原则，它要求在干预团队构建中纳入多个专业领域的专业人员，形成一个多学科、多领域的综合性团队。这样的团队结构能够充分利用不同专业人员的优势，形成资源整合，共同协作解决心理危机事件，提供更全面、全方位的心理支持。

1. 专业人员的多样性与合作机制

综合性原则要求干预团队中应该涵盖不同专业领域的专业人员。例如，心理学家提供心理评估和心理疏导，医生提供医学干预和治疗，社会工作者提供社会支持和资源整合，教育工作者关注学生和青少年的心理需求，法律专业人员处理与法律相关的心理问题等。这些专业人员之间的合作与协同，可以形成一个互补的干预体系，更好地满足个体在心理危机中的多样化需求。

为了建设综合性的干预团队，需要建立良好的合作机制。不同专业领域的专业人员之间应该建立开放的沟通渠道，充分交流和分享信息。团队成员应该相互尊重，平等对待，充分听取彼此的意见和建议，共同制定干预方案。团队成员之间的合作与协作能力是实现综合性干预的关键因素，需要通过团队会议、交流讨论和协作训练等方式进行培养和提升。

2. 干预计划的综合性与个性化

综合性原则还要求干预计划应该是综合性和个性化的。团队成员应该综合考虑个体的不同心理危机类型和程度，针对不同情况制定相应的干预策略。每个个体在心理危机中的需求是独特的，因此干预计划应该因人而异，根据个体的特点和需求进行个性化设计。

在制订干预计划时，团队成员应该共同参与，形成综合性的干预策略。团队成员之间可以通过专业评估和讨论，共同制定适合个体的干预方案。这样的综合性干预计划可以充分发挥团队成员的专业优势，确保干预的针对性和有效性。

综合性原则在心理危机干预联动模式中具有重要意义。通过构建一个综合性的干预团队，利用不同专业领域的专业人员的专业知识和技能，提供全面、全方位的心理支持，最大限度地满足个体在心理危机中的需求。此外，综合性原则还要求干预计划的个性化，确保针对不同个体的心理危机提供个性化的干预方案，提高干预的针对性和有效性。通过遵循综合性原则，心理危机干预联动模式能够更好地应对复杂多变的心理危机事件，为个体提供更加综合、个性化的心理支持，促进社会的心理健康和稳定发展。

（二）专业性原则

心理危机干预联动模式的专业性原则强调干预团队成员应具备专业的知识和技能。各专业人员在干预中应依据科学理论和实践经验，运用专业的心理评估工具和干预技术，确保干预措施的科学性和有效性。例如，在紧急救援中，心理学家进行初始的心理评估，精神科医生提供必要的药物治疗，社会工作者提供社会支持，教育工作者提供心理教育等。专业性的干预不仅要求团队成员掌握专业知识，还需要具备良好的心理素质和职业道德。在干预过程中，团队成员应当客观、公正、尊重个体隐私和权益，遵循伦理原则，以确保干预的质量和合法性。

1.专业知识与技能的要求

在心理危机干预联动模式中，每个专业领域的成员都应该具备丰富的专业知识和技能。心理学家应具备系统的心理学知识，能够进行准确的心理评估和分析，为个体提供科学合理的心理疏导和干预。精神科医生需要掌握精神疾病的诊断和治疗方法，能够对患者进行必要的药物干预。社会工作者应具备社会工作理论和方法的知识，能够提供社会支持和资源整合，帮助个体解决实际问题。教育工作者需要了解心理教育的原理和方法，能够开展心理健康教育和促进心理成长。团队中的其他专业成员也应具备各自领域的专业知识和技能。

2.心理素质与职业道德的重要性

心理危机干预联动模式的团队成员应该具备稳定的心理素质。在处理心理危机时，团队成员会面对各种复杂和紧张的情况，需要具备冷静、沉稳的心态，不受外界情绪影响，保持专业的工作状态。同时，团队成员还需要具备同理心和善于倾听的能力，能够理解和关注个体的需求，为他们提供温暖和支持。

此外，专业的心理危机干预团队成员应该遵循职业道德和伦理准则。他们在干预过程中需要保护个体的隐私和权益，确保干预行为的合法性和合规性。团队成员应当尊重个体的选择和意愿，在干预过程中不采取强制性措施，而是通过合理的沟通和协商，引导个体积极参与干预。

3.持续学习与自我提升

为了保持专业性，心理危机干预联动模式的团队成员需要进行持续学习和自我提升。由于心理卫生领域的知识和技术不断更新和演进，团队成员应及时了解最新的研究成果和干预方法，不断提升自己的专业水平。团队成员可以参加专业培训、学术研讨会和心理实践交流，以拓宽自己的专业视野和技能。

通过团队成员的专业知识和技能，结合心理素质和职业道德，可以确保干预措施的科学性、有效性和合法性。持续学习和自我提升是保持专业性的重要途径，通过不断更新知识和技能，心理危机干预团队能够更好地适应复杂多变的干预情况，为个体提供高质量的心理支持。

（三）针对性原则

心理危机干预联动模式的针对性原则指出干预应该因人而异，根据个体的心理危机类型和程度采取不同的干预策略。不同的心理危机状况需要不同的干预手段，例如，面对突发事件导致的急性心理创伤，需要进行紧急的心理疏导和支持；而对于长期受家庭暴力影响导致的复杂心理创伤，需要进行持续的心理治疗和康复。为了确保针对性的干预，干预团队应当对个体进行全面的心理评估，了解其心理状况和需求，以便制订个性化的干预计划。同时，干预团队还应不断优化干预策略，根据干预效果进行调整和改进。

1. 心理评估的重要性

在心理危机干预联动模式中，进行全面的心理评估是确保干预针对性的重要步骤。心理评估旨在了解个体的心理状况、心理需求和资源情况，从而为干预提供科学依据。心理评估应该包括个体的心理健康状况、心理创伤经历、社会支持系统、个人应对能力等方面的信息，以全面了解个体的心理危机特点。

心理评估过程中，干预团队可以选择合适的心理评估工具，如心理问卷、心理测试和临床访谈等。不同的心理危机类型可能需要不同的评估工具来进行深入了解。例如，对于突发事件引起的急性心理创伤，可以使用创伤后应激障碍评估量表；而对于长期受暴力伤害的个体，可以使用家庭暴力受害者评估工具。

心理评估应该从多个维度对个体进行全面评估，避免片面了解个体的心理状况。干预团队成员可以结合各自专业领域的知识，对评估结果进行综合分析，制订符合个体需求的干预计划。

2. 个性化干预计划的制订

根据心理评估的结果，心理危机干预联动模式应制订个性化的干预计划，确保干预的针对性。个性化干预计划应该基于个体的心理危机类型、程度和资源情况，明确干预目标和具体措施。例如，对急性心理创伤的个体，干预者可以提供即时的心理疏导和支持，帮助其稳定情绪；对慢性心理问题的个体，干预者可以进行持续的心理治疗和康复，帮助其逐步恢复心理健康。

3. 干预策略的不断优化

随着干预的进行，干预团队应不断关注干预效果，根据评估和反馈信息调整和改进策略。有些个体可能需要更多的心理支持和指导，而有些个体可能已经逐渐恢复，可以适度减少干预频率。干预团队应保持灵活性，根据个体的变化和需求，调整干预策略，确保干预的及时性和针对性。

通过全面的心理评估和个性化的干预计划，干预团队可以针对个体的心理危机状况进行针对性干预，提供科学有效的心理支持，帮助个体逐步恢复心理健康。同时，不断优化干预策略也是确保干预效果的重要措施，通过灵活调整干预方式，干预团队能够更好地适应个体的变化和需求，提高干预的成功率和可持续性。

（四）整合性原则

心理危机干预联动模式的整合性原则强调整合不同领域的资源和专业知识，形成一个协作高效的团队。不同专业领域的专业人员应当充分交流和合作，共同参与制订心理干预计划，确保资源的有效整合和利用。例如，在校园心理危机干预中，心理学家、教育工作者、校医等可以共同建立学生心理健康档案，共享学生的心理情况和干预方案，以便在需要时能够快速响应和提供针对性的心理支持。

1. 资源整合与共享

整合性原则强调不同专业领域的专业人员应当共同参与心理危机干预，形成一个多学科合作的团队。这就要求团队成员之间要主动交流和分享各自的专业知识和经验。例如，在紧急救援中，心理学家向医生介绍心理疏导的方法，医生向心理学家介绍个体的生理状况，以便制订更全面的干预计划。通过资源整合与共享，干预者可以充分利用各专业优势，提高心理危机干预的综合水平和效果。

为了实现资源整合和信息共享，心理危机干预联动模式中，团队成员应定期举行会议，共同讨论心理干预的进展和策略。团队定期会议是各专业人员交流心得和经验的平台，也是制订干预计划和调整干预策略的重要途径。通过团队定期会议，干预者可以确保干预团队成员之间的协作与沟通，提高整体干预效果。

2. 综合性心理干预计划

整合性原则还要求干预团队制订综合性的心理干预计划，将不同专业领域的干预措施整合在一起。这就要求团队成员之间要密切合作，协调各自的干预措施，确保干预计划的一体化。例如，在社区心理干预中，心理学家提供心理治疗，社工人员提供社会支持，医生提供必要的药物治疗，志愿者提供陪伴和心理支持。通过综合性心理干预计划，干预者可以更好地满足个体的多样化需求，提高干预的针对性和有效性。

3. 共同承担责任

整合性原则要求干预团队成员之间要形成共同承担责任的意识。心理危机干预是一个团队合作的过程，每个团队成员都应该尽自己的职责，发挥自己的专业优势。团队成员之间要相互支持和协作，共同努力提供最好的心理支持和服务。通过共同承担责任，干预者可以增强团队的凝聚力和执行力，提高干预工作的质量和效率。

通过资源整合与共享、团队定期会议、综合性心理干预计划和共同承担责任等措施，干预团队可以形成协作高效的工作模式，提高心理危机干预的整体水平和综合效果。这种整合性的心理干预模式有助于提供更全面、全方位的心理支持，满足个体在心理危机中的多样化需求。

（五）持续性原则

心理危机干预联动模式的持续性原则指出干预不仅关注紧急事件的处理，还要关注个体的长期心理康复和社区的心理健康建设。在紧急干预之后，团队成员应当与个体保持联系，进行持续的心理支持和跟进，确保个体在心理危机后能够逐步恢复，并提高其心理韧性和适应能力。

持续性的心理支持还需要注重心理健康的宣传和普及。干预团队可以通过举办心理健康教育活动、开展宣传活动等方式，向公众普及心理健康知识，提高公众对心理健康的认知和重视程度，让更多的人能够及时寻求和接受心理干预服务。

此外，持续性地干预还需要与相关部门建立长期的合作机制，将心理卫生纳入更大的心理健康体系，确保心理危机干预的持续性和可持续发展。

心理危机干预联动模式的设计思路应该基于综合性、专业性、针对性、整合性和持续性等基本原则。这些原则为干预团队的构建和运作提供了指导和参考，使干预工作更加科学、高效，为个体提供更全面、个性化的心理支持，促进了社会的心理健康和稳定发展。

二、干预联动模式构建的指导思想

干预联动模式的构建必须紧密结合心理危机干预领域的研究和实践经验。首先，通过对心理危机的深入研究，了解不同类型心理危机的特点、成因和干预效果，为干预模式的设计提供科学依据。研究可以探讨心理危机干预的理论框架、干预方法、干预效果评估等方面，为干预联动模式的建设提供指导。其次，实践经验的总结对于干预联动模式的构建至关重要。通过实际干预案例的分析和反思，可以发现干预中的优势和不足，从而不断改进和优化干预策略。实践经验可以帮助干预团队更好地了解个体的需求和心理反应，形成更具针对性的干预方案。

（一）研究与实践的融合

在构建干预联动模式的过程中，研究和实践应该相互融合。研究成果为实践提供理论指导，而实践经验则为研究问题发现并提供实例验证。例如，研究者可以通过实践中的案例数据进行统计和分析，探索干预联动模式的效果和影响因素。实践者则可以借鉴研究成果，结合实际情况优化干预策略。

1. 研究驱动的实践

研究驱动的实践是指干预团队在实践过程中充分借鉴研究成果，将科学理论和方法应用于实际干预中。例如，根据研究显示的心理危机干预有效性，干预团队可以结合这些研究成果，制定更科学的干预策略，提高干预效果。同时，干预团队也可以将实践中的问题和挑战反馈给研究者，促进相关研究的深入开展。

2.实践驱动的研究

实践驱动的研究是指研究者在研究过程中密切关注实际干预情况，从实践中获取数据和材料，为研究提供实证支持。例如，研究者可以借助实践中的干预案例和数据，深入研究干预联动模式的实际效果和影响机制，为心理危机干预领域的理论建设提供实践支持。

（二）多学科合作

心理危机干预联动模式的构建需要多学科的合作与协调。不同专业领域的专业人员具有各自的专业知识和技能，他们的合作与交流可以提供更全面、多角度的心理支持。干预团队中心理学家、精神科医生、社会工作者、教育工作者等都应该密切合作，形成一个综合性的干预团队。

干预团队的构建应该跨越不同学科领域，将多个专业人员纳入团队。团队成员的专业背景应该广泛涵盖心理学、医学、社会学、教育学等，以确保在干预过程中可以全面考虑个体的身心需求。

在干预联动模式的构建中，各专业成员之间应该建立良好的协作关系。团队成员应相互尊重、信任，充分发挥各自的专业优势。例如，心理学家负责心理评估和心理治疗，医生负责身体健康的检查和治疗，社工提供社会支持和资源。

为了促进多学科合作，干预团队应鼓励跨领域的交流与学习。团队成员可以定期组织学术研讨会、交流会等活动，分享各自的专业经验和研究成果，增进对其他专业领域的了解和理解。

（三）以个体为中心

干预联动模式的构建应该以个体为中心，关注个体的需求和心理特点。每个个体在心理危机中表现和需求都是独特的，因此干预应该根据个体的具体情况制订个性化的干预计划。在以个体为中心的指导思想下，可以采取以下措施：

1.个体化评估

在开始干预之前，干预团队应进行全面的个体化评估，了解个体的心理状况、社会支持系统、家庭环境以及其他可能影响干预效果的因素。通过心理评估、面谈、问卷调查等方式，收集个体信息，为制订个性化干预计划提供依据。

心理评估工具的运用。心理评估工具是了解个体心理状况的重要手段。干预团队可以运用标准化的心理评估工具，如症状自评量表、压力问卷等，对个体的心理状况进行客观测量和评估，帮助团队全面了解个体的心理问题。

面谈与观察。除了心理评估工具，面谈和观察也是重要的评估手段。通过与个体面对面交流，干预团队可以更深入地了解其内心感受、情绪变化、问题来源等。同时，通过观察个体的行为表现，也能够了解其心理状态和需求。

2.个体化干预计划

根据个体化评估结果，干预团队应制订个体化的干预计划。该计划应考虑个体的心理问题和需求，明确干预的目标和方法，并制定相应的干预措施。

制定明确的干预目标。个体化干预计划应该明确具体的干预目标。例如，对于焦虑症患者，干预目标是减轻焦虑症状，提高自我调节能力；对于失去亲人的个体，干预目标是帮助其逐步接受现实，缓解悲伤情绪等。明确的干预目标有助于干预团队更有针对性地制定干预措施。

选择合适的干预方法。个体化干预计划应该根据个体的心理问题和特点，选择合适的干预方法。不同的干预方法包括心理疏导、心理治疗、药物治疗、支持性心理教育等。干预团队可以综合考虑个体的情况，灵活运用不同的干预方法，以达到最佳的干预效果。

3.倾听和支持

在干预联动模式中，倾听和支持是至关重要的。心理危机个体常常需要有人聆听他们的心声，并提供情感上的支持。

建立良好的沟通与信任关系。干预团队与个体之间应建立良好的沟通与信任关系。团队成员应以开放的态度倾听个体的话语，尊重其感受和需求。同时，团队成员应以专业的姿态展现自己的专业性和责任心，增强个体对团队的信任。

情感支持与情绪疏导。情感支持与情绪疏导是干预联动模式中的重要环节。干预团队应帮助个体识别和表达情绪，理解并接纳其情感体验。通过倾听和共情，干预团队可以提供情感上的支持，使个体感受到被关心和理解，从而减轻其心理负担。

4.灵活性与个体需求的变化

个体在心理危机中的需求和状况可能随时发生变化，因此干预联动模式应具有灵活性。干预团队需要随时调整和优化干预计划，根据个体的变化需求进行干预措施的调整。

持续跟进与评估。为了及时捕捉个体需求的变化，干预团队应保持与个体的持续联系，进行跟进和评估。定期沟通和心理评估可以帮助干预团队了解个体的心理状态和干预效果，及时发现需求的变化，并进行干预调整。

灵活调整干预策略。根据个体的需求变化，干预团队需要灵活调整干预策略。对于需求增加的个体，可以加大干预力度，增加干预频次；对于需求减少的个体，可以适当减小干预强度，给予更多自主解决问题的空间。灵活地干预调整有助于保持干预的针对性和有效性。

在构建干预联动模式时，要充分考虑社会参与普及化、跨界合作与资源整合、系统性规划与长效机制建设、数据驱动与评估监测等指导思想。只有在这样的指导下，心理危机干预联动模式才能更加有效地为个体提供全方位、多层次的心理支持，促进心理健康的改善和社会心理康复的进步。

第二节　干预联动模式的关键要素

一、不同利益相关者的角色与职责

（一）干预团队成员的角色与职责

干预团队是干预联动模式的核心，其成员包括心理学家、精神科医生、社会工作者、教育工作者等不同专业背景的专业人员。每个团队成员都有自己独特的角色和职责，以确保干预联动模式的全面和多元化。

1. 心理学家的角色与职责

心理评估与诊断。心理学家是干预团队中的核心成员，负责进行全面的心理评估和诊断。通过使用专业的心理评估工具和技术，心理学家可以了解个体的心理状况、心理问题的性质和严重程度，为制订个性化的干预计划提供依据。

制定心理治疗方案。在诊断的基础上，心理学家制定心理治疗方案。针对不同的心理问题，可能采用认知行为疗法、心理动力治疗、解决问题疗法等不同的心理治疗方法。心理学家会与个体合作，通过心理治疗帮助他们理解和应对心理问题，促进心理成长和康复。

提供心理疏导和支持。心理学家在心理危机干预中起到了疏导和支持的重要作用。当个体面临急性心理危机时，心理学家能够及时进行心理疏导，帮助个体稳定情绪，缓解紧张和恐惧。同时，心理学家还会在干预过程中为个体提供持续的心理支持，鼓励他们积极面对困难，增强心理抵抗力。

2. 精神科医生的角色与职责

身体健康检查和诊断。精神科医生负责对个体的身体健康进行检查和诊断。他们会对个体进行全面的身体检查，排除其他可能导致心理问题的身体疾病，确保干预的针对性和有效性。

药物治疗的监控和调整。对于需要药物干预的个体，精神科医生可以开具药物处方，并进行药物治疗的监控和调整。他们会根据个体的症状和反应，调整药物的剂量和种类，以达到最佳的治疗效果。

协助心理治疗。在心理治疗过程中，精神科医生和心理学家会进行密切的合作。精神科医生可以向心理学家提供个体的药物治疗情况，为制订心理治疗方案提供参考。同时，心理学家也会向精神科医生汇报个体的心理治疗进展，以便协调整体治疗计划。

3. 社会工作者的角色与职责

提供社会支持和资源。社会工作者是干预团队中的重要成员，他们负责提供社会支持和资源，协助个体解决生活中的实际问题。例如，在家庭暴力干预中，社会工作者可以帮助受害者寻找安全的庇护所和住所，解决经济困难，提供法律援助等。

稳定情绪，融入社会。社会工作者的工作不仅关注解决实际问题，还包括稳定个体的情绪，帮助他们融入社会。在心理危机中，个体可能会感到孤独、无助和失去信心，社会工作者可以通过情感支持和社交辅导，帮助个体重建自信和独立性，促进其逐渐融入社会。

4. 教育工作者的角色与职责

关注学生心理健康。教育工作者在校园心理危机干预中起到关键作用，他们密切关注学生心理健康状况，及时发现潜在的心理问题。通过与学生建立良好的关系，教育工作者可以更好地了解学生的心理需求，及时采取干预措施，防止心理问题进一步恶化。

心理教育与指导。教育工作者可以在课堂上开展心理健康教育与指导，向学生传授有关心理健康的知识和技能。通过教育，学生可以了解心理健康的重要性，学会自我调节和应对心理困扰的方法，增强心理素质。

早期发现与干预。教育工作者在日常教学中密切观察学生的行为和表现，如情绪变化、学习状况等，及时发现存在的心理问题。一旦发现学生可能有心理困扰，教育工作者应及时与心理学家和社会工作者等团队成员联系，共同制订干预计划，为学生提供必要的心理支持与帮助。

5. 其他专业人员的角色与职责

除心理学家、精神科医生、社会工作者和教育工作者外，干预联动模式还可以涵盖其他专业人员，如法律专业人员、医疗护士、安全专家等，根据具体情况进行配置。

法律专业人员。在处理家庭暴力或其他涉及法律问题的心理危机中，法律专业人员可以提供法律援助和法律咨询，保护受害者的合法权益，协助个体采取法律措施，如申请保护令等。

医疗护士。医疗护士可以协助精神科医生进行身体健康检查，负责监测个体在药物治疗过程中的身体反应，并提供必要的身体护理。

安全专家。在突发事件的心理干预中，安全专家可以提供安全评估和安全方案，保障干预团队在干预过程中的安全，同时确保个体的安全和隐私。

以上不同专业人员的角色与职责在干预联动模式中相互协作，共同构建一个综合性、专业性、针对性和持续性的心理危机干预团队。他们的合作与协作将有效提高干预质量，为个体在心理危机中提供全面的支持与帮助。

（二）利益相关者之间的协作与配合

在干预联动模式中，不同利益相关者之间需要建立紧密的协作与配合关系，形成一个整体的支持体系。各专业成员应明确各自的角色和职责，并协调配合，以确保个体获得全面、协调的干预支持。

1. 联席会议和讨论

在心理危机干预联动模式中，联席会议和讨论是关键的协作与配合方式。团队成员可以定期召开联席会议，以共同商讨干预方案、交流干预进展和讨论重要决策。这样的会议为不同利益相关者提供了一个平台，使他们可以集思广益，从不同专业角度出发，共同制订全面的干预计划。

会议内容。联席会议的内容应涵盖个体的心理状况、干预计划和目标、干预效果评估等方面。心理学家可以分享心理评估结果和个体的心理特点，精神科医生可以报告药物治疗效果，社会工作者可以介绍个体在社会生活中遇到的问题，教育工作者可以讨论个体在学校中的表现等。通过这些内容的共享，各专业成员能够全面了解个体的情况，为制定更加个性化的干预方案提供依据。

制定干预方案。联席会议是制定干预方案的关键环节。在会议中，各专业成员可以共同讨论个体的干预需求和问题，并共同制定干预目标和策略。例如，在处理校园暴力问题时，心理学家提供心理支持和疏导方案，精神科医生评估个体的心理健康状况，社会工作者提供校外资源支持，教育工作者进行心理教育和预防工作。通过综合考虑各专业的意见和建议，制定出更全面、多层次的干预方案，提高干预的针对性和有效性。

2. 情况共享和信息传递

信息共享和传递是干预联动模式中的另一个重要环节。各专业成员应该及时共享个体的情况和干预进展，确保每个团队成员都了解个体的需求和问题。这样的信息传递有助于团队成员之间形成一个协作一致的干预方案，避免信息孤立和干预冲突。

及时共享个体情况。在心理危机干预中，个体的情况可能会随时发生变化，因此及时的共享情况尤为重要。心理学家将心理评估结果和干预计划告知其他成员，精神科医生提供药物治疗的进展情况，社会工作者分享社会资源的获取进展，教育工作者反馈个体在学校中的表现。通过及时共享个体的情况，各专业成员可以作出相应的干预调整，确保干预的连续性和针对性。

建立信息传递机制。为了确保信息传递的及时性和准确性，干预团队可以建立信息传递的机制。例如，可以通过电子邮件、在线平台或定期电话会议等方式进行信息交流。在信息传递中，团队成员之间应该保持沟通畅通，及时反馈重要信息和进展，避免信息断层和遗漏。同时，还可以通过信息传递，分享成功案例和心得体会，促进团队之间的学习和成长。

3. 跨机构合作与联动

在干预联动模式中，团队成员可能来自不同的机构或部门，如心理咨询机构、医疗机构、社会服务机构和教育机构等。为了实现资源的整合与共享，提高干预效果，跨机构合作与联动是非常重要的。

协商合作协议。不同机构的干预团队在合作之前，可以协商并签订合作协议，明确各自的角色、职责和贡献。合作协议可以涵盖联合开展心理干预的目标、范围、时间周期、资源分配等内容。通过协商合作协议，可以建立明确的合作框架，避免合作中的不必要纷争和误解，确保合作的顺利进行。

建立联络机制。跨机构的干预团队应建立联络机制，确保信息传递的及时和有效。例如，可以指定联络人负责协调不同机构之间的交流和合作，确保信息的共享和资源的整合。联络人可以定期召开联络会议，与各机构交流心理干预的情况和需求，促进合作的顺利推进。

统一干预标准和流程。为了保证跨机构干预的一致性和质量，干预团队可以统一制定干预标准和流程。这包括心理评估的标准、干预方案的制定、干预效果的评估等。统一的干预标准和流程可以使不同机构的团队成员在干预中遵循同一套规范，提高干预的科学性和有效性。

4. 资源共享与互助

跨机构的干预团队应鼓励资源的共享与互助。不同机构之间可以共享心理咨询师、医疗设备、社会服务资源等，充分利用各自的优势，提供更全面和优质的干预服务。例如，在校园心理危机干预中，心理咨询机构提供心理咨询师和心理支持，医疗机构提供身体健康检查和药物治疗支持，教育机构提供教育资源和心理教育支持。

5. 建立共同评估和反馈机制

跨机构的干预团队应建立共同评估和反馈机制，定期对干预效果进行评估和总结。通过共同评估，可以了解干预的成效和问题，及时调整干预方案，提高干预质量和效果。同时，团队成员之间也应互相反馈，分享干预经验和心得，促进团队成员之间的学习与成长。

跨机构合作与联动的重要性在于能够充分利用不同机构的资源和专业知识，提高干预的综合性和针对性，为个体提供更全面和多维度的支持。通过协商合作协议、建立联络机制、统一干预标准和流程、资源共享与互助，以及建立共同评估和反馈机制，跨机构的干预团队可以更高效地合作，实现优势互补，共同致力于心理危机干预的成功。

二、合作与协调机制

（一）干预计划的制订与协调

在干预联动模式中，干预计划的制订是一个重要环节。干预团队成员应共同制订个体的干预计划，明确各自的任务和责任，确保干预工作有序进行。

1. 干预目标的统一

在制订干预计划时，干预团队成员应当就个体的干预目标进行充分的沟通和协商，确保各成员对干预目标的理解一致。干预目标应该明确、具体、可衡量，并与个体的心理危机状况相匹配。不同专业成员应根据自身的专业知识和技能，提出对干预目标的建议和意见，形成整体的干预方案。

例如，在面对一位经历严重创伤的个体时，干预目标可能包括减轻心理痛苦、改善睡眠质量、提高情绪稳定性等。心理学家会着重在心理疏导和治疗技术上开展工作，精神科医生会负责开具药物治疗方案，社会工作者会提供社会支持和资源帮助，而教育工作者则关注个体的学业和适应问题。

2. 干预措施的整合

干预团队成员应当将不同的干预措施进行整合，形成协调一致的干预方案。每位专业成员应清楚自己在干预过程中的具体职责，以免出现重复或遗漏的情况。同时，要注意不同干预措施之间的衔接和配合，确保干预的连贯性和有效性。

在整合干预措施时，干预团队可以采用交叉参与的方式，即各成员根据个体的需求和干预目标，相互交流、参与和协作。这样可以充分利用各专业领域的优势，形成一个综合性的干预团队，提供更全面和多角度的支持。

例如，针对一个有焦虑情绪和睡眠问题的个体，心理学家运用认知行为疗法进行心理疏导，精神科医生根据需要开具适当的药物治疗方案，社会工作者提供社会支持和资源帮助，教育工作者提供适应性学习和心理教育支持。各专业成员之间可以定期进行联席会议和讨论，协商和调整干预方案，确保整体干预的协调性和效果。

（二）沟通与交流机制

为了确保干预联动模式中的合作与协调，干预团队需要建立良好的沟通与交流机制。

1.定期团队会议

干预团队应该设立定期的团队会议，如每周或每月召开一次。在团队会议上，成员可以汇报个体的干预进展，分享各自的发现和经验，共同探讨干预中遇到的问题，并提出解决方案。团队会议是一个集思广益的平台，有助于促进成员之间的沟通和交流，增进彼此的了解，协调团队成员之间的行动和决策。同时，团队会议还可以评估干预效果，及时调整干预策略，确保干预的连贯性和有效性。

2.信息共享平台

为了方便成员之间的信息共享，干预团队可以建立信息共享平台。信息共享平台可以是线上的网络平台，也可以是线下的纸质档案系统。成员将个体的心理评估结果、干预计划、干预效果等信息录入台中，并及时更新。这样，团队成员可以随时查看个体的情况，了解最新的干预进展，作出相应的干预决策。信息共享平台还可以作为干预团队的数据库，记录个体的干预历史和成长轨迹，为后续干预提供参考依据。

除了定期团队会议和信息共享平台，干预团队还可以通过其他形式的交流和沟通，如实时通信工具、电子邮件、电话会议等。关键在于建立一个开放、高效的沟通与交流机制，使成员之间保持密切联系，形成一个紧密协作的干预团队，共同为个体的心理健康提供全方位支持。

三、资源整合与共享

（一）跨机构资源整合

干预联动模式中，干预团队成员来自不同的机构或部门，他们拥有不同的资源。为了实现资源的整合与共享，干预团队应建立跨机构的合作关系。

1.共建合作协议

跨机构资源整合的第一步是建立合作协议。不同机构可以共同商讨并签署合作协议，明确合作的内容、方式和目标。协议应该涵盖各个机构的资源和专业领域，明确资源的共享与分配机制，规范合作的流程与方式。合作协议可以包括以下内容：

合作的目标。明确干预联动模式的共同目标，确保各机构的合作方向一致。

资源的共享与利用。明确各机构愿意共享的资源，包括人员、设备、工具、资金等，以及资源的利用方式和限制条件。

数据与信息共享。明确个体信息的共享和保密原则，确保合作过程中个体隐私的保护。

协作流程。规定不同机构之间的协作流程，包括信息交流、沟通渠道、联合干预的流程等，确保合作的顺利进行。

评估与反馈。设定合作效果的评估机制，定期进行评估和反馈，及时发现问题并加以改进。

2.资源汇总与共享

在建立合作协议的基础上，干预团队可以对各自机构的资源进行汇总和整理。这包括心理评估工具、治疗设备、药物资源、社会服务资源等。通过资源的汇总，团队成员可以了解各自机构拥有的资源情况，有助于更好地整合和利用资源。

资源的共享是跨机构资源整合的关键步骤。团队成员之间应当相互开放，愿意共享自己机构的资源，并充分利用其他机构提供的资源。例如，心理学家共享自己机构的心理评估工具和心理治疗技术，医生提供必要的药物资源，社会工作者共享社会服务资源等。资源的共享有助于优化资源的利用效率，提高干预质量和效果。

只有建立了良好的合作关系，才能实现资源的共享与整合，形成一个协作高效的干预联动模式，为个体提供更全面、综合的心理支持。

（二）社会资源整合

除了跨机构资源整合外，干预团队还可以与社会资源进行整合，以扩大干预联动模式的覆盖范围。

1.社会福利机构合作

社会福利机构是提供社会服务和援助的重要机构，与心理危机干预团队的合作可以为个体提供全方位支持。合作的方式可以包括信息共享、资源互补和联合干预等。

首先，干预团队可以与社会福利机构建立信息共享机制。社会福利机构通常有丰富的社会资源和服务项目，了解他们的服务范围和资源情况可以让干预团队更好地为个体提供合适的支持。同时，心理危机干预团队也可以向社会福利机构提供个体的心理状况和需求信息，以便社会福利机构能够提供针对性的援助。

其次，社会福利机构的服务项目和资源可以与心理危机干预团队形成互补。例如，社会福利机构可能提供庇护所或安置服务，为有需要的个体提供住宿和生活保障，而心理危机干预团队可以提供心理疏导和支持，帮助个体应对心理压力和困扰。通过合作，可以将不同机构的服务优势整合起来，为个体提供更全面、综合的支持。

最后，社会福利机构和心理危机干预团队可以进行联合干预，共同制定干预方案并实施。社会福利机构的专业人员可以与心理危机干预团队的成员共同参与个体的干预工作，形成一个多领域、综合性的干预团队。联合干预可以实现资源的共享与整合，提高干预效果，为个体提供更全面和系统的支持。

2.医疗机构合作

医疗机构在心理危机干预中也扮演着重要角色。心理危机常常伴随身心健康问题，因此与医疗机构的合作是必要的。合作方式可以包括交流病历和诊断信息、共同制定治疗方案等。

首先，医疗机构与心理危机干预团队可以建立信息共享机制。医疗机构拥有个体的病历和诊断信息，了解个体的身体健康状况对于心理危机干预至关重要。心理危机干预团队可以向医疗机构提供个体的心理评估信息，以便医疗机构能够更全面地了解个体的健康状况。

其次，医疗机构和心理危机干预团队可以共同制定个体的治疗方案。心理危机往往与身体健康密切相关，因此心理治疗与药物治疗可以相辅相成。干预团队成员可以与医疗机构的医生和护士共同商讨个体的治疗计划，确保治疗的全面性和有效性。

最后，医疗机构和心理危机干预团队可以共同进行个体的康复和跟进工作。治疗是一个持续性过程，个体在康复期间需要持续获得支持和帮助。通过共同跟进，可以确保个体在康复过程中得到充分关注和支持，逐步恢复健康。

3.教育机构合作

教育机构在心理危机干预中起着重要作用，尤其是在校园心理危机干预中。与教育机构开展合作可以帮助及早发现心理问题，并提供针对性的心理支持和教育。

首先，干预团队可以与学校建立密切的合作关系。学校是心理问题最容易暴露和发现的场所之一，教师和辅导员可以发现学生的心理异常，并及时向心理危机干预团队报告。因此，干预团队和学校可以共同制定一套学生心理异常的识别标准和报告机制，确保学生心理问题得到及时关注和干预。

其次，干预团队可以为学校提供心理教育和培训。为教师、辅导员和学生开展心理健康教育和培训，可以提高学校成员对心理问题的认知和应对能力。学校成员在了解心理问题的同时，也能更好地参与心理危机干预，形成一个共同关注心理健康的校园氛围。

最后，干预团队成员可以与学校辅导员共同开展心理支持和咨询服务。学校辅导员通常在学生中具有很好的信任基础，可以为学生提供心理咨询和支持。与干预团队成员合作，可以使辅导员在面对复杂心理问题时得到专业指导和支持，提高心理支持的质量和效果。

与社会福利机构、医疗机构和教育机构的合作可以实现跨领域的资源整合和共享，形成一个多维度、全方位的干预支持体系。这样的合作与协调有助于提高心理危机干预效率和质量，为个体提供更全面和有效的心理支持，促进心理健康的恢复和稳定。

干预联动模式是一种以个体为中心，多学科合作，持续性干预为特点的心理危机干预模式。在构建干预联动模式时，需要考虑不同利益相关者的角色与职责，建立合作与协调机制，实现资源的整合与共享。通过有效的干预联动模式，可以为个体提供全方位的心理支持，促进其心理康复和社区的心理健康建设。

值得注意的是，干预联动模式的构建需要跨学科的合作与协调。各专业成员应该充分了解和尊重彼此的角色和职责，建立良好的沟通与交流机制，共同制订个体化的干预计划。同时，社会各界的参与和支持也是干预联动模式成功的关键。社会资源的整合与共享可以为心理危机个体提供更全面的支持，推动心理卫生事业的普及与发展。

第三节　干预联动模式的操作流程

一、危机识别与评估

（一）初步危机识别

干预联动模式的第一步是初步危机识别，这一步骤是发现可能存在心理危机个体的关键环节。有效的初步危机识别可以帮助个体及早发现心理困扰，为个体提供及时的支持和干预。在危机识别过程中，可以通过以下几个方面进行：

1.自愿求助

个体在面对心理困扰时，可能会自愿寻求心理支持和帮助。自愿求助的表现可以包括直接向他人倾诉心理困扰、寻找专业心理咨询师进行咨询、主动寻求心理治疗等。对于自愿求助的个体，干预团队应该及时响应，为其提供适当的支持和援助。

2.他人关注和报告

个体的亲友、同事、同学等与其有密切关系的人，可能会察觉其情绪异常、行为变化或心理困扰。这些他人关注和报告的线索对于初步危机识别非常重要。干预团队成员应积极与个体的亲密关系人沟通，了解他们的观察和反馈，从中发现潜在的心理危机线索。

3.专业人员观察

学校辅导员、医疗人员、社会工作者等专业人员在日常工作中，经常与个体接触，通过观察和交流，可能发现潜在的心理危机个体。这些专业人员具有一定的心理辨识能力，能够从言行举止、情绪表现等方面观察个体是否存在心理困扰的迹象。干预团队应该与专业人员保持密切联系，共享心理危机识别的信息，确保对个体情况的全面了解。

4.数据筛查与分析

除了以上几种途径，干预团队还可以利用数据筛查与分析的方法，通过收集和分析大量个体的心理健康数据，发现心理危机的高风险群体和典型表现模式。通过数据的综合分析，干预团队可以制定针对性干预策略，更好地开展初步危机识别工作。

在初步危机识别阶段，干预团队的目标是获取足够的信息和线索，对潜在心理危机个体进行初步筛查，确定是否需要进行进一步的心理评估和干预。初步危机识别是整个干预联动模式的第一步，它为后续的心理评估和干预计划的制订提供了基础和方向。

（二）心理评估

在初步识别到潜在心理危机个体后，进行心理评估是进一步确认个体心理状况和需求的关键步骤。心理评估是一个系统、科学的过程，旨在全面了解个体的心理状态、症状和心理需求，从而为制订个性化的干预计划提供依据。心理评估应由经过专业培训的心理学家、心理医生或心理咨询师来进行。评估方法可以包括以下几个方面：

1.心理问卷和量表

心理问卷和量表是一种常用的心理评估工具，它们通过让个体回答特定问题，客观地反映其心理状况和心理特征。常用的心理量表（附录 A）包括抑郁自评量表（Beck Depression Inventory，BDI）、焦虑自评量表（Beck Anxiety Inventory，BAI）、创伤后应激障碍自评量表（Posttraumatic Stress Disorder Checklist，PCL-5）等。这些量表可以帮助评估个体的抑郁、焦虑、创伤后应激等心理问题的严重程度。

2.面谈和访谈

面谈和访谈是一种质性的心理评估方法，通过与个体进行深入的交谈和倾听，心理评估者可以了解个体的内心感受、心理困扰和问题。面谈和访谈可以帮助评估者获取个体的主观体验和心理历程，了解其心理问题的具体内容和背景。

3.观察和行为分析

观察和行为分析是一种客观评估个体的心理状态和行为特点的方法。通过观察个体的言行举止、情绪表现和行为模式，心理评估者可以揭示其潜在的心理问题和心理需求。观察和行为分析可以在日常生活中进行，也可以通过特定任务和情境来观察个体的行为反应。

在心理评估过程中，心理评估者需要综合运用多种评估方法，全面了解个体的心理状况和需求。评估结果将为制订个性化的干预计划提供重要的参考依据，帮助干预团队成员针对个体的具体情况制定针对性的心理干预方案。同时，心理评估过程应尊重个体的隐私权和自主选择权，确保评估过程的保密性和可信度。

（三）危机评估与风险评估

在心理评估的基础上，干预团队还需要进行危机评估和风险评估，以确定干预的紧急性和优先级。危机评估关注个体当前的心理危机状态，判断其是否处于危机中，是否有可能对自身或他人造成伤害。

1.危机评估

危机评估是干预联动模式中的重要步骤，用于判断个体当前是否处于心理危机状态。危机是指在个体面临一定的困境或挑战时，其拥有的资源和能力不足以有效应对，导致情绪和心理状态处于临界状态。危机可能源自各种因素，如意外事件、丧失亲友、暴力事件、自然灾害等，也可能是心理健康问题在激发事件下的加重。

危机评估可以通过以下途径进行：

危机事件的调查。对个体经历的危机事件进行详细了解，包括事件发生的时间、地点、性质，以及个体在事件中的经历和反应。

情绪和行为观察。通过观察个体的情绪和行为表现，识别是否存在明显的情绪激动、冲动行为、自伤行为等表现。

社会支持评估。了解个体周围的社会支持系统，包括家人、朋友、同事等，评估是否存在可以提供支持的人际关系。

危机程度评估。评估个体危机的程度和紧急性，判断是否需要立即采取行动。

通过危机评估，干预团队可以更准确地了解个体的危机状态，有针对性地制订干预计划和紧急处理措施，帮助个体应对当前的困境，并预防危机进一步恶化。

2.风险评估

风险评估是对个体存在的自杀风险或自伤风险进行评估。自杀和自伤风险是心理危机干预中需要高度重视的问题，特别是在发现个体表现出自杀意图或自伤行为的迹象时。

风险评估可以通过以下途径进行：

自杀意图的询问。与个体进行开放性交谈，询问其是否有自杀意图或自杀计划。

自伤行为的观察。观察个体是否有自伤行为的迹象，如自残、自虐等。

自杀风险因素的评估。了解个体是否存在自杀风险因素，如严重抑郁、孤立无助、社会压力等。

自杀风险评级。根据风险因素和行为表现，对自杀风险进行评级，确定是否为高风险个体。

对于高风险的个体，干预团队应采取紧急措施，包括确保人身安全、提供情绪支持、寻求专业医疗帮助等，以避免潜在的自杀或自伤行为发生。同时，团队应将高风险个体列为重点关注对象，持续跟进其情况，并在干预过程中注意风险的变化，确保其安全和稳定。风险评估需要由专业训练有素的心理专业人员进行，以确保评估的准确性和有效性。

二、干预计划制订

（一）确定干预目标

在干预联动模式中，确定明确的干预目标是制订有效干预计划的基础。干预目标的设定应该基于对个体心理状况的全面评估和分析，确保目标的合理性和可行性。以下是干预目标确定的一般步骤：

1.收集信息

干预团队成员应该收集个体的心理评估结果、危机评估和风险评估的数据，了解个体的心理危机类型、程度和影响范围。

2.定义可量化目标

根据收集的信息，干预团队应明确可量化的干预目标。例如，减轻抑郁症状的严重程度，增强自我调节能力，提高情绪管理技能等。

3.确定优先级

针对个体的不同需求和危机程度，干预团队应确定干预目标的优先级。高风险或紧急情况的个体可能需要优先处理，以确保其安全和稳定。

4.与个体共同制定目标

干预团队应与个体合作，共同确定干预目标。个体的主观意见和期望应被充分考虑，提高干预的接受度和效果。

（二）制订干预计划

制订个体的干预计划是实现干预目标的具体操作步骤。干预计划应该保证个体化、灵活性，还要综合考虑不同成员的专业优势。以下是制订干预计划的常用步骤：

1.选择合适的干预措施

根据干预目标和个体的情况，干预团队应选择合适的干预措施。这可能包括心理疏导、认知行为疗法、药物治疗、社会支持等不同干预方式。

2.设定具体的干预步骤

针对每种干预措施，干预团队应设定具体的干预步骤和计划。例如，制定心理疏导的会谈频次和内容，规划药物治疗的剂量和监控，提供社会支持的资源和指导等。

3.制定时间安排

干预计划应设定时间框架，明确干预措施的开始和结束时间。根据个体的进展和反馈，干预团队可以适时调整时间安排。

4.分工合作

干预团队成员应明确各自在干预计划中的角色和职责，确保分工合作，协调干预工作的进行。

5.跟进和调整

干预计划的实施过程中，干预团队应定期跟进个体的进展情况，并根据实际情况进行及时调整。灵活性和持续性是干预计划的重要特点，能够确保干预效果的最大化。

通过明确的干预目标和个体化的干预计划，干预团队可以有针对性地提供干预措施，帮助个体克服心理危机，重建心理健康。同时，跟进和调整的步骤可以确保干预计划的灵活性和有效性，为个体提供持续、综合的支持。

三、联动实施与跟进

（一）联动实施

联动实施是干预联动模式中的关键阶段，要确保各专业成员之间的协作和配合，共同为个体提供综合性的干预支持。在联动实施阶段，干预团队成员需要执行制订好的干预计划，针对个体的心理危机问题，采取相应的干预措施。以下是联动实施的主要内容：

1.协作与配合

干预团队成员应密切协作，确保各自的干预措施相互配合，形成一个整体的干预支持体系。团队成员之间需要定期召开会议，共同讨论干预进展和问题，进行信息共享和交流。

2.个体化干预

联动实施过程中，干预团队应根据个体的具体情况，提供个体化的干预措施。不同个体可能存在不同的心理问题和需求，干预团队应灵活调整干预策略，确保干预的针对性和有效性。

3.心理治疗和支持

干预团队中的心理学家和心理医生可以为个体提供心理治疗和支持。通过认知行为疗法、解决问题疗法等心理治疗方法，帮助个体解决心理问题，增强心理韧性。

4.药物治疗和监控

对于需要药物干预的个体，干预团队中的精神科医生可以开具药物处方，并进行药物治疗的监控和调整。药物治疗应与心理治疗相结合，形成综合干预效果。

（二）跟进与调整

跟进与调整是干预联动模式中的持续性环节，旨在评估干预效果并根据实际情况调整干预计划。在干预实施过程中，干预团队应密切跟进个体的进展情况，包括心理症状的改变、生活功能的恢复等方面。以下是跟进与调整的主要内容：

1.定期评估

干预团队应定期进行评估，了解个体在干预后的心理状况和进展情况。评估可以通过心理评估工具、面谈、观察等方式进行。

2.干预效果评估

根据跟进评估的结果，干预团队可以初步评估干预效果，判断干预是否取得预期成效。个体的心理症状是否有改善，心理韧性是否增强等，都是干预效果的重要指标。

3.干预计划调整

根据评估结果，干预团队可以对干预计划进行适时调整。如果干预效果不理想，团队成员可以共同讨论并调整干预策略，寻找更适合个体的干预措施。

4.持续支持

干预团队应持续为个体提供心理支持和援助，关注其心理康复过程。在干预的后续阶段，个体可能面临新的挑战和困扰，团队成员应继续提供支持，帮助个体逐步恢复心理平衡。

通过联动实施和跟进与调整，干预团队可以为个体提供持续性的心理支持和援助，帮助个体逐步走出心理危机，促进其心理康复和生活稳定。跟进与调整是一个循环过程，需要持续关注个体的状况，不断优化干预计划，以确保干预的有效性和持续性。

（三）后续支持

心理危机的处理是一个持续性过程，个体可能需要长期的心理支持和帮助，以稳固心理康复的成果。后续支持是干预联动模式的重要环节，旨在持续关注个体的心理状况，提供必要的帮助和支持。以下是后续支持的主要内容：

1.定期跟进

定期跟进是后续支持中的关键环节，它旨在持续关注个体的心理康复和适应情况。干预团队应建立稳定的沟通渠道，与个体保持定期联系。这可以通过电话、面谈、在线咨询等多种方式实现。定期跟进的频率可以根据个体的情况和需求来确定，通常在干预开始后的最初阶段跟进频率可能较高，之后逐渐减少。

在定期跟进中，干预团队应向个体了解其心理康复的进展情况，包括心理症状的变化、生活状况的改善、应对压力的能力等。同时，团队成员应当密切关注个体是否出现新的心理问题或情绪波动。如果发现个体在心理康复过程中遇到困难或出现问题，干预团队应及时提供支持和帮助，有针对性地调整干预计划，以确保个体的心理康复进程顺利进行。

2.心理支持和指导

在后续支持阶段，个体可能仍面临各种心理挑战和困扰，需要持续的心理支持和指导。干预团队成员应当继续积极倾听个体的内心感受和困扰，为其提供心理支持和鼓励。通过聆听，团队可以使个体感受到被理解和关爱，从而增强其对干预团队的信任感。

此外，心理支持还包括对个体进行心理疏导和情绪调节。干预团队可以教授个体一些有效的应对策略，帮助其应对生活中的压力和挑战。这些应对策略可能包括情绪释放的方法、冥想和放松练习、积极的自我对话等。通过心理支持和指导，个体可以更好地应对心理危机，增强心理韧性和适应能力。

3.康复计划

制订个体的心理康复计划是后续支持中的重要内容。康复计划应根据个体的具体情况和需求来制订，它可以是一个个体化的、量身定制的行动计划。康复计划可能涵盖以下方面：

自我管理策略。干预团队可以帮助个体制定自我管理策略，以维持心理健康和预防心理危机的再次发生。这包括规律作息、健康饮食、适度锻炼等方面。

应对危险因素。个体可能在日常生活中面临各种危险因素，如压力源、不良习惯等。干预团队可以帮助个体识别和应对这些危险因素，减少其对心理健康的影响。

心理治疗计划。对于需要长期心理治疗的个体，干预团队可以与个体合作制订心理治疗计划，明确治疗目标和内容，帮助个体逐步实现心理康复。

（四）社会支持

社会支持在个体心理康复中扮演着重要角色。后续支持阶段，干预团队应引导个体融入社会支持网络，包括家庭、朋友、社区等。社会支持可以提供情感上的支持、实质性的帮助以及信息和资源共享，有助于个体更好地应对心理困难和压力，增强其心理康复的力量。

干预团队可以与个体共同探讨如何主动寻求社会支持，并帮助其建立和维护良好的人际关系。通过鼓励个体与家人和朋友沟通交流，开放心灵，表达自己的情感和需求，个体可以感受到身边人的关心和支持，减轻心理负担。同时，干预团队还可以引导个体参加社区活动、社会团体等，扩大社会交往圈子，增加社会支持资源。

在社会支持的过程中，干预团队成员可以充当协调者的角色，协助个体与不同的支持资源联系，帮助个体获取需要的帮助和服务。例如，团队成员可以推荐个体参加心理支持小组、社会服务组织或专业组织，使个体在群体中获得更多支持和理解。

此外，干预团队应当关注个体在社会支持过程中是否出现问题或障碍。有时个体可能会面临不适当的社会压力或失去原有的支持资源，这会对其心理康复产生负面影响。干预团队应及时关注这些问题，与个体一起探讨解决方案，帮助其建立更加健康的社会支持网络。

通过后续支持，干预团队可以继续与个体保持联系，帮助其逐步适应和应对生活中的各种挑战，从而促进其心理康复的持续发展。

干预联动模式是一种多专业合作的心理干预模式，旨在为个体提供全方位的心理支持和援助。该模式中，不同专业成员担任不同角色和职责，共同制订个体的干预计划，实施联动干预措施，并进行后续支持和跟进。通过联动实施和持续支持，干预团队可以帮助个体克服心理危机，促进其心理康复和生活稳定。该模式在实际心理干预工作中具有重要的应用价值，为心理危机个体提供了更为全面和个体化的支持。

通过以上操作流程，干预联动模式可以实现不同专业成员之间的协作与配合，确保心理危机个体获得全面、连贯和持续的心理支持和援助。同时，干预团队应坚持持续改进的原则，不断优化干预流程和措施，提高干预质量和效果，为个体的心理健康和社会心理健康建设做出积极的贡献。

第五章　心理危机干预联动模式在学校中的应用

第一节　学校心理危机干预联动模式的构建

一、学校心理危机干预团队的建立

（一）组建干预团队的目的与意义

学校心理危机干预团队的建立是为了应对学校内可能出现的心理危机事件，提供及时、有效的心理支持和干预，保障学生和教职员工的心理健康。心理危机事件可能涉及学生的学业、家庭、人际关系等多个方面，而快速反应和适切干预是防止事态恶化和帮助个体恢复的关键。

1. 提供紧急干预与支持

心理危机事件往往需要紧急的干预支持，干预团队的建立可以确保在危机事件发生时能够及时作出反应，并提供迅速的心理支持和援助，防止事态恶化。

2. 全面评估和个体化干预

干预团队由多个专业人员组成，可以对个体进行全面的心理评估，了解其心理状况和需求，从而制订个体化的干预计划，提供针对性心理支持。

3. 整合多领域资源

干预团队成员来自不同领域的专业人员，可以整合学校内外部的资源，如心理咨询、医疗、社会服务等，形成资源联动，为个体提供更全面、综合的心理支持。

4. 优化心理健康服务

干预团队的建立促进了学校心理健康服务的优化和提升，确保心理服务的专业性、连续性和效果性，为学校成员的心理健康提供有力保障。

5. 预防与干预结合

干预团队不仅能够及时应对心理危机事件，还可以通过心理健康教育和预防措施，预防心理问题的发生，促进学校成员的心理健康。

6. 建立支持体系

组建干预团队为学校建立了心理支持体系，使学校成员在面对心理困扰时能够及时寻求帮助，减轻心理压力，增强心理抵抗力。

7. 促进学校发展

学校心理危机干预团队的存在有助于改善学校的心理健康氛围，促进学校成员的全面发展和学业进步，为学校的发展做出积极贡献。

8. 增强危机应对能力

干预团队的建立可以增强学校成员应对心理危机的能力，提高危机处理效率和质量，减小危机事件的负面影响。

9. 营造关爱氛围

学校心理危机干预团队的存在传递了学校对成员心理健康的关心和重视，营造了积极的关爱氛围，使学校成为一个温暖、安全的心理支持平台。

通过建立一个专业、高效的干预团队，学校可以更好地应对心理危机事件，关心学生和教职员工的心理需求，创造更加健康、安全的学习和工作环境。同时，干预团队的存在也为学校心理健康教育和预防工作提供了有力支持，促进学校全体成员的心理健康与全面发展。

（二）团队成员的组成

学校心理危机干预团队的组成应该多元化，包括但不限于以下角色：

1. 学校心理咨询师

学校心理咨询师是心理危机干预团队中不可或缺的重要成员。他们具备心理学背景和专业的心理咨询技能，能够为学生提供个体心理咨询和心理治疗服务。心理咨询师可以通过与学生建立良好的信任关系，倾听学生的内心感受，帮助他们解决心理问题，缓解心理压力，增强心理韧性。同时，心理咨询师还能开展心理教育活动，增强学生的心理健康意识，预防心理问题的发生。

学校心理医生。学校心理医生是心理危机干预团队的重要组成部分。他们具有医学背景和心理学专业知识，能够进行心理疾病的诊断和治疗。在心理危机事件中，心理医生可以为学生提供专业的心理评估和诊断，判断是否需要进行药物治疗或者心理治疗。他们还可以与其他团队成员共同制订干预计划，确保学生得到全方位的心理支持。

学校辅导员。学校辅导员在学生的学业和生涯规划中发挥着重要作用，同时也是心理危机干预团队中的一员。辅导员能够与学生建立密切的联系，了解学生的学业状况和生活情况。在心理危机事件中，辅导员可以通过与学生的交流和观察，发现学生的心理异常和困扰，及时报告给团队其他成员，协助进行干预和支持。

2. 班主任和教师

班主任和教师是学生日常学习和生活中最直接的接触人员，因此他们在心理危机干预中扮演关键角色。班主任和教师应该密切关注学生的行为和情绪变化，及时发现学生可能存在的心理问题。一旦发现学生出现心理异常，他们应及时与心理危机干预团队的其他成员进行沟通，共同制订干预计划，为学生提供帮助和支持。

3. 学校领导和管理人员

学校领导和管理人员对心理危机干预团队的建立和运行起着重要的决策和支持作用。他们负责提供资源支持，为团队提供必要的经费和设施，保障干预工作的顺利开展。同时，学校领导和管理人员还可以参与干预策略的制定，监督干预工作的执行，确保干预团队的工作效果和质量。

4. 社会工作者

社会工作者是心理危机干预团队中的重要成员，他们能够为学生提供社会支持和服务。在心理危机事件中，社会工作者可以协助学生解决家庭、经济等社会问题，提供必要的社会资源和援助。他们还可以与心理咨询师和心理医生等团队成员合作，共同为学生提供全面的心理支持和帮助。

学校心理危机干预团队的组成应该是多元化的，涵盖心理咨询、心理医疗、教育、社会服务等多个领域的专业人员。这样的组合可以保障学校内心理危机事件得到及时和有效的干预，为学生和教职员工的心理健康提供全方位的支持和援助。同时，团队成员之间的合作和协作也能够提高干预工作的效率和质量，为学校营造一个安全、健康的心理环境。

（三）团队成员的培训和准备

团队成员应接受相关的心理危机干预培训，包括心理急救、危机干预技巧、沟通与倾听等方面的培训。他们还需要了解学校的危机干预流程和相关政策，熟悉各自在干预过程中的职责和角色。

1. 心理急救培训

心理急救是心理危机干预团队成员必备的基本技能之一。当危机事件发生时，团队成员需要迅速做出反应，提供紧急的心理支持和援助。心理急救培训通常包括对不同类型心理危机的识别和处理、紧急干预技巧的学习，以及应对突发心理事件的应变能力训练。

危机干预技巧培训。危机干预技巧培训旨在提高团队成员对于心理危机干预的专业能力。培训内容包括有效沟通技巧、心理疏导技能、危机干预策略等。团队成员需要学会与心理危机个体建立信任关系，了解个体的需求和情况，以便提供针对性的干预和支持。

沟通与聆听培训。良好的沟通和倾听能力对于心理危机干预团队成员来说至关重要。培训可以帮助团队成员提升有效沟通技巧，包括倾听、反馈、表达同情等。通过有效的沟通和倾听，团队成员可以更好地理解个体的内心感受和需求，为其提供更贴切的心理支持和援助。

2. 学校危机干预流程和政策培训

学校危机干预团队成员需要了解学校的危机干预流程和相关政策。这包括学校对心理危机的定义、处理程序、联系人和资源等方面的规定。团队成员应该清楚自己在危机干预中的职责和角色，并能够按照学校的政策和流程开展干预工作。

3. 实践经验和模拟训练

除了理论培训外，团队成员还需要通过实践经验和模拟训练来提升干预能力。实践经验可以通过参与实际的心理危机干预工作获得，例如，在学校心理服务中心或相关组织进行实习。模拟训练可以通过模拟心理危机场景，使团队成员扮演不同的角色进行干预，从而提高应对复杂情况的能力。

4. 跨学科合作培训

学校心理危机干预团队的成员来自不同的专业背景，他们需要进行跨学科的合作培训。这种培训可以帮助团队成员了解彼此的角色和职责，学会有效合作和协调，形成合力应对心理危机事件。

学校心理危机干预团队成员的培训和准备是多方面的，旨在提升他们的心理急救能力、危机干预技巧、沟通与倾听能力，并使他们熟悉学校的危机干预流程和政策。通过全面的培训，团队成员可以更好地应对学校内可能出现的心理危机事件，为学生和教职员工的心理健康提供全面的支持和援助。

（四）团队合作与沟通机制

干预团队成员应建立良好的合作与沟通机制，定期召开团队会议，分享个案信息、交流干预经验，协商制订干预计划和目标。同时，建立在线平台或即时通信工具，以便成员之间实时沟通，快速响应紧急情况。

1. 定期团队会议

干预团队成员应定期召开团队会议，通常是每周或每月一次，视需要而定。会议是团队成员之间交流和协商的重要场所，可以分享个案信息、交流干预经验，讨论心理危机干预中的挑战和困难，并共同制订干预计划和目标。会议还可以对干预团队的工作进行总结和评估，发现问题并及时调整和优化干预策略。

确定会议议程。每次团队会议前，应事先确定会议的议程，明确讨论的主题和重点。会议议程包括已完成的干预工作汇报、待解决的问题讨论、新的干预计划制订等内容。确定议程有助于保持会议的高效性和针对性，避免会议过程中偏离主题，浪费时间。

促进交流与互动。在团队会议中，应鼓励成员之间充分交流和互动。成员可以分享自己在心理危机干预中的经验和心得，互相借鉴学习。同时，鼓励成员提出问题和困惑，共同寻找解决方案。良好的交流与互动有助于提升团队成员的干预能力和专业水平。

2. 在线平台和即时通信工具

为了保障成员之间的实时沟通和快速响应紧急情况，可以建立在线平台或使用即时通信工具。这些工具可以用于日常交流和信息共享，同时用于处理紧急事件的沟通。团队成员可以通过在线平台分享心理资源、最新的干预资料、心理学术论文等，从而提升团队整体水平。

维护信息安全。在使用在线平台和即时通信工具时，团队成员需要注意信息的安全性。涉及个案信息和敏感数据时，应采取相应的加密措施和权限管理，确保信息不会被非授权人员获取。

紧急情况响应。在线平台和即时通信工具可以在团队成员之间建立紧急情况的联络渠道。当出现心理危机事件需要紧急干预时，团队成员可以及时通知并协同处理。在紧急情况下，快速响应和协作是至关重要的，通过这些工具，团队可以迅速形成合力，为个体提供迫切需要的支持和援助。

3. 跨学科培训与交流

为了促进团队合作和协调，团队成员可以定期进行跨学科培训和交流。这样的培训可以增进团队成员对彼此角色和职责的了解，提高跨学科合作效率和水平。例如，心理咨询师向其他成员介绍心理干预技巧，医务人员向团队分享心理生理症状的识别与处理，班主任和教师向团队提供学生行为和情绪的观察经验。通过跨学科培训和交流，团队成员可以形成更紧密的合作关系，共同为学校心理危机干预工作贡献力量。

定期团队会议是团队成员交流和协商的重要场所，而在线平台和即时通信工具则可以保障成员之间的实时沟通和快速响应紧急情况。同时，跨学科培训和交流有助于提高团队成员的干预能力和专业水平，促进团队的整体发展和协作效率。这样的合作与沟通机制将有助于确保学校心理危机干预团队的有效运作和心理危机干预工作的顺利开展。

二、学校资源整合与联动策略

（一）资源整合与共享

1.心理健康教育资源

心理健康教育课程。学校心理危机干预团队可以与学校教育部门合作，将心理健康教育纳入学校课程设置。通过开设心理健康教育课程，学生可以系统地学习心理健康知识、心理问题的预防与处理方法，增强心理健康意识和心理素养。心理健康教育课程还可以帮助学生认识心理健康与学业、生活的密切关系，培养积极的心态和适应力，减轻心理压力。

心理健康教育讲座与活动。除了课程设置，学校心理危机干预团队还可以定期举办心理健康教育讲座与活动。这些讲座和活动可以面向全校师生，通过生动的形式传授心理健康知识，宣传心理健康重要性，并介绍心理危机干预资源和渠道。心理健康教育讲座与活动的开展不仅可以增强学生的心理健康意识，还可以鼓励师生关注心理健康话题，形成积极的心理健康氛围。

2.心理支持资源

学校心理咨询室与心理咨询师。学校心理咨询室和心理咨询师是学校内部重要的心理支持资源。干预团队成员可以与心理咨询师紧密合作，了解学生的心理状况和需求，共同制订心理支持计划。心理咨询师可以通过个体咨询、小组咨询等形式，为学生提供专业的心理支持和干预，帮助他们解决心理问题，增强心理适应能力。

辅导员与学业导师。辅导员和学业导师是学校中与学生日常接触最密切的人员，他们也是学生心理支持的关键资源。干预团队可以与辅导员和学业导师合作，共同关注学生的学业表现和心理状况。通过定期交流和观察，辅导员和学业导师可以及早发现学生的学业困难和心理问题，及时提供相应的学业辅导和心理支持，帮助学生稳定情绪，调整学习状态。

通过整合心理健康教育资源和心理支持资源，学校干预团队可以形成一个全面、多元的心理支持体系，为学生和教职员工提供全方位的心理支持和干预服务。同时，资源共享也促进了学校内部各部门的合作与协调，提高了心理健康服务质量和效果。资源整合与共享的实施需要团队成员之间的密切合作和高效沟通，为学校心理危机干预工作的顺利进行提供了有力保障。

（二）社会资源对接与合作

1.社会心理咨询机构

（1）合作模式

学校干预团队可以与当地的社会心理咨询机构建立合作关系，形成一种互利共赢的合作模式。干预团队可以向社会心理咨询机构了解其专业领域、服务范围、咨询师团队的专业背景等情况，以确保转介学生能够获得高质量的心理咨询和治疗服务。同时，学校干预团队可以向社会心理咨询机构提供学生的基本情况和干预需求，以便咨询师更好地了解学生的问题和背景，进行针对性干预。

（2）转介与衔接

在学校干预团队无法满足学生需求或学生需要更深入的心理治疗时，可以考虑将学生转介至社会心理咨询机构。转介过程中，干预团队应与社会心理咨询机构建立良好的衔接机制，确保学生顺利接受进一步的心理咨询和治疗。转介时要向学生和家长详细解释转介原因和目的，并协助学生预约和安排咨询服务，让学生感受到团队的关心和支持。

2.医院和医疗机构

（1）危机干预与联动

在处理一些严重的心理危机事件时，学校干预团队可能需要医院和医疗机构的参与和支持。例如，对于有自杀意图或自伤行为的学生，医院需要提供急救和治疗服务。因此，学校干预团队应与当地医院和医疗机构建立紧密联系，制定危机干预与联动方案，确保学生在身心健康方面得到全面的关注和治疗。

（2）合作与交流

干预团队成员可以与医院和医疗机构的心理医生或精神科医生进行定期的合作与交流。开展定期会诊或学术交流，可以加强团队成员对心理危机干预的专业知识，提升他们的专业技能，增进彼此之间的了解和信任。这种合作与交流有助于提高团队成员处理心理危机事件的能力和水平，为学生提供更为全面和专业的干预服务。

3.社会福利机构

（1）资源共享与整合

学校干预团队可以与当地的社会福利机构共享资源，将社会福利资源整合到心理危机干预工作中。社会福利机构通常涉及学生和家庭的社会问题，如贫困、家庭暴力等。这些问题会对学生的心理健康造成影响，因此，学校干预团队可以与社会福利机构合作，共同为学生提供全方位的支持和援助。

（2）多层次支持

通过与社会福利机构合作，学校干预团队可以为学生提供多层次的支持。例如，学校干预团队可以向社会福利机构反馈学生和家庭的基本情况，以便社会福利机构对学生进行全面评估和介入。社会福利机构可以提供家庭经济援助、心理支持和社会服务等，帮助学生缓解心理困扰，稳定情绪。

　　通过与社会资源的对接与合作，学校干预团队可以拓展心理危机干预的范围和深度，为学生和教职员工提供更全面、专业的心理支持和援助。同时，社会资源对接与合作也有助于增强学校干预团队的综合实力，提高心理危机干预工作的质量和效果。在资源对接与合作过程中，学校干预团队应积极维护合作关系，加强团队成员之间的沟通和协作，共同促进学校心理健康服务的发展和提升。

（三）建立资源导航与转介机制

1.资源导航

　　资源整合与分类。干预团队成员应对学校内外的心理健康资源进行整合和分类，以便于资源导航的实施。可以将资源分为心理咨询服务、心理健康教育资料、紧急援助联系方式等不同类别，为学生和教职员工提供全面、有序的资源信息。

　　制定资源导航手册。团队成员可以合作编制资源导航手册，将整合的资源信息详细记录其中。手册应当包括各类资源的介绍、使用方法、联系方式等内容，以便用户能够迅速查找到所需信息。资源导航手册可以以纸质形式发放，也可以设计成电子版方便在线浏览和下载。

　　提供心理健康教育。资源导航不仅提供信息，同时也为学生和教职员工提供心理健康教育。团队成员可以定期举办心理健康讲座、工作坊等活动，教授使用资源导航手册的方法，教育他们如何有效获取心理健康支持。

2.转介服务

　　专业机构评估与合作。为了实施有效的转介服务，干预团队成员需要与当地的专业心理机构建立紧密的联系和合作。在转介之前，干预团队可以对学生进行初步评估，确定学生确实需要更深入的专业帮助。然后，团队成员可以向专业机构提供学生的背景信息和问题描述，以便专业机构提供个体化的干预措施。

　　信息交流与跟进。在转介过程中，干预团队成员与专业机构之间需要保持信息交流和跟进。团队成员可以向学生了解转介后的心理状况，并与专业机构交流学生的干预进展。这种信息交流有助于确保学生在转介后能够得到持续的关注和支持，提高转介的有效性。

　　转介反馈与改进。干预团队应定期与专业机构进行转介效果的反馈和评估。团队可以了解学生对专业机构服务的满意度和改进建议，以便优化转介服务的流程和方式。同时，团队成员还可以与专业机构共同探讨如何提高转介服务质量，以更好地满足学生的需求。

3.信息更新与维护

　　定期审核和更新。干预团队成员应定期审核资源导航手册中的信息，并及时进行更新。心理健康资源是动态的，随着时间的推移不断发生变化，团队成员需要保持对资源的敏感度，及时更新资源并删除失效资源，确保提供的信息准确可靠。

　　维护资源合作关系。团队成员还应与学校内外的资源机构维护良好的合作关系。保持密切的联系和沟通，可以及时了解资源机构的变动和服务更新，确保资源导航的准确性和及时性。

　　用户反馈收集。干预团队成员可以设立用户反馈机制，鼓励学生和教职员工对资源导航的使用体验进行反馈。通过收集用户的反馈意见，团队成员可以了解用户对资源导航的满意度和改进建议，为优化资源导航服务提供有价值的参考。

通过建立资源导航与转介机制，学校心理危机干预团队可以更加高效地整合学校内外的心理健康资源，为学生和教职员工提供全面的支持。同时，转介机制的建立也可以确保学生在面对严重心理问题时能够得到专业的帮助和治疗。资源导航和转介服务的有效实施需要团队成员之间的密切协作和对外合作，确保资源的及时更新和有效利用。此外，建立资源导航与转介机制还有助于优化学校心理卫生服务，提高学校心理卫生工作的质量和水平。

（四）定期评估和优化

1.干预效果评估

干预团队应定期对心理危机干预的效果进行评估。评估可以通过量化的指标，如干预的覆盖率、干预后学生心理健康水平的改变等，也可以通过定性的反馈，如学生和教职员工的满意度、问题解决情况等。通过评估，团队可以了解干预工作的成效，发现问题和不足，并采取相应措施进行优化。

2.团队合作与沟通效果评估

除了干预效果评估外，团队合作与沟通效果的评估也非常重要。团队成员可以就团队合作的顺畅程度、信息传递的准确性、决策和执行效率等方面进行评估。通过评估团队的合作与沟通效果，团队可以找到改进的空间，加强团队成员之间的交流与合作，提高团队整体的工作效率。

3.优化策略和改进措施

评估的结果为团队提供了优化策略和改进措施。团队成员可以根据评估结果，有针对性地优化资源整合与联动策略，改进资源导航与转介机制，加强团队合作与沟通，提高干预工作的质量和效果。优化策略和改进措施的落实需要团队成员共同努力，形成良性的工作循环，不断提高学校心理危机干预的水平和能力。

通过资源整合与共享，社会资源对接与合作，建立资源导航与转介机制，定期评估和优化，学校干预团队可以形成一个全方位、多层次的心理支持体系，为学校成员的心理健康提供更全面、有效的保障。这样的资源整合与联动策略在学校心理危机干预工作中具有重要的专业性和学术价值。

总的来说，学校心理危机干预联动模式的构建需要建立心理危机干预团队，整合学校内外部资源，建立资源导航与转介机制，定期评估和优化干预效果，同时推广心理健康教育与预防措施。通过这些举措，学校可以更有效地应对心理危机事件，提供更全面的心理支持和援助，保障学校成员的心理健康和学业发展。

第二节 学校心理危机干预联动模式的实施与效果评估

一、心理危机干预实施的具体步骤

（一）确定干预目标与团队组成

1.确定干预目标

量化干预目标。在制订心理危机干预计划之前，干预团队应该明确量化干预目标。这些目标应该是可衡量的、具体的、可实现的，并能够反映学校心理危机干预的重点和优先级。例如，减少学生焦虑症状的自评分数达到30%、提高学生自尊心的比例至70%、降低学生自残行为的频率至每月不超过5次等。量化目标的设定有助于团队成员更好地了解干预的方向和期望的效果。

综合考虑学校需求。心理危机干预的目标应该与学校的实际需求相结合。干预团队应该对学校现有的心理问题和危机事件进行全面的调研和评估，了解学生和教职员工面临的主要心理挑战。同时，团队成员还可以与学校领导、教师和家长进行沟通，听取他们的意见和建议。综合考虑学校的需求，干预团队可以优先制定目标，确保干预计划与学校的整体发展和心理健康促进目标相符。

2.确定团队组成与角色分工

多学科专业团队。学校心理危机干预团队应由多学科的专业人员组成，以确保全面、综合的心理危机干预服务。团队成员包括心理学家、心理咨询师、学业辅导员、医务人员、社会工作者等。心理学家和心理咨询师负责提供心理咨询和治疗服务，学业辅导员负责解决学业问题，医务人员负责进行心理生理症状的评估和必要的药物治疗，社会工作者负责提供社会支持和协助解决社会问题。多学科团队的组成可以充分利用各成员的专业知识和技能，提供更加全面和专业的心理危机干预服务。

明确角色分工。团队成员在干预过程中应明确各自的角色和职责，形成有效的角色分工。干预团队应召开会议，讨论和确定每位成员的具体职责，明确他们在干预过程中的工作内容和任务。例如，心理学家和心理咨询师进行心理评估和提供心理咨询，学业辅导员解决学业问题，医务人员进行心理生理症状的评估和必要的药物治疗，社会工作者提供社会支持和协助解决社会问题。明确的角色分工可以提高团队成员的工作效率和协作效果，确保心理危机干预工作顺利进行。

（二）快速反应和评估

1.快速反应

建立紧急响应机制。为了能够迅速应对心理危机事件，学校心理危机干预团队应建立紧急响应机制。该机制包括明确的通知流程和响应时间要求。一旦发生心理危机事件，学校内各相关部门和人员应该按照预定的通知流程立即通报干预团队成员，团队成员则需在规定时间内赶赴现场或与相关人员联系，做到迅速响应。

培训和演练。为确保团队成员在发生心理危机事件时能够快速反应，干预团队应定期组织紧急情况下的培训和演练。培训内容包括应急响应流程、心理危机干预技巧、紧急辅导策略等。通过定期的培训和演练，团队成员可以增强应对紧急情况的能力和信心，提高工作效率和应对能力。

2.初步评估

收集信息。在进行初步评估时，干预团队成员应该主动与相关人员进行沟通，收集事件相关的信息。这些信息包括事件的时间、地点、参与者、事件经过、事件的影响范围等。同时，团队成员还可以询问相关人员对事件的感受和态度，了解个体的心理状态和需求。

评估紧急程度。在初步评估中，干预团队成员需要判断事件的紧急程度和干预优先级。一些心理危机事件可能需要立即采取行动，比如自杀威胁、严重自残行为等。团队成员应根据评估结果，确定干预的紧急性，并及时采取措施保障个体的安全。

识别风险因素。在初步评估中，团队成员还需要识别可能导致心理危机事件的风险因素。这些风险因素可以是个体内在的心理问题，也可以是外部的环境压力等。通过识别风险因素，团队可以更好地了解事件的根本原因，并在后续干预中加以解决和预防。

确定干预方向。初步评估的结果将为后续干预提供重要参考。团队成员可以根据评估结果，确定干预的方向和重点。有些事件需要立即进行紧急干预，有些事件则需要长期跟进和支持。团队成员应根据实际情况，灵活调整干预策略，确保干预工作的有效性和针对性。

（三）制订个体化干预计划

1.确定干预目标

在全面评估的基础上，干预团队成员应与个体进行合作，共同确定个体化的干预目标。干预目标应根据个体的需求和问题来设定，是可量化、可实现的，并与个体的症状和功能水平相适应。例如，对于焦虑症状较重的个体，干预目标可以是通过心理治疗降低焦虑自评量表得分至 50 分以下。

2.制定干预措施

根据评估结果和干预目标，干预团队成员应综合考虑个体的心理问题和社会功能，制定个体化的干预措施。干预措施应是科学、有效的，且应符合个体的特点和需求。例如，对于抑郁症状较为明显的个体，可以采用认知行为疗法（CBT）来帮助其改变负面思维，重建积极心态。

3.时间安排与阶段性目标

个体化干预计划应分阶段制订，明确时间安排和阶段性目标。每个阶段的目标应与个体当前的心理状况和功能水平相符合，并可量化评估。团队成员应与个体一起制定每个阶段的干预目标和行动计划，确保个体对干预计划的认同和主动参与。

4.考虑社会支持和转介服务

个体化干预计划还应考虑个体的社会支持系统和可能需要的转介服务。社会支持是个体恢复心理健康的重要因素，团队成员可以鼓励个体与家人、朋友建立积极的亲密关系，参与社交活动，增强社会支持网。此外，团队成员还可以向个体提供相关社会资源信息，如心理健康社区组织、志愿者服务等，以扩展个体的社会支持系统。

对于个体需要更专业、更复杂的干预的情况，干预团队应考虑转介服务。转介服务是向专业的心理治疗师或心理医生转介，以便提供更深入、系统的心理治疗。在转介过程中，团队成员应与被转介的个体保持沟通，并提供必要的过渡和支持，确保个体能够顺利接受进一步的专业干预。

5.确定干预计划的灵活性

个体化干预计划应具有一定的灵活性。干预团队应根据个体的反应和进展情况，不断调整干预计划，以确保其有效性和适应性。有些个体在干预初期会出现抵抗情绪或干预效果不明显，团队成员应耐心倾听和理解个体的感受，并相应调整干预策略。在干预过程中，团队成员还应与个体及其家人保持良好的沟通，及时了解干预的效果和困难，为干预计划的调整提供参考。

6.建立干预计划的评估和反馈机制

为了确保个体化干预计划的有效性和持续改进，干预团队应建立评估和反馈机制。团队成员可以定期与个体进行评估，了解干预的进展和效果。通过评估，团队成员可以及时发现干预中的问题和困难，并进行相应的调整。此外，团队成员还应鼓励个体参与干预计划的评估和反馈，听取其意见和建议，以增强个体对干预计划的主动性和参与度。

（四）联动实施与跟进

1.联动实施

紧密合作的跨学科团队。心理危机干预需要跨学科的团队合作，团队成员包括心理专业人员、教育专业人员、医务人员和社会工作者等。跨学科团队的合作可以充分发挥各个专业的优势，提供多方位、全方面的支持和援助。心理专业人员提供心理咨询和治疗，教育专业人员提供学业和生涯辅导，医务人员进行心理生理症状的评估和治疗，社会工作者提供社会支持和转介服务。团队成员之间需要建立密切的沟通渠道，确保信息的流动和协作的顺畅。

协调统一的干预计划。跨学科团队应共同制订协调统一的个体化干预计划。在制订干预计划时，团队成员应充分了解个体的心理状况和社会功能，根据各自的专业领域和经验，共同确定干预目标和干预措施。干预计划应以个体为中心，确保各个干预措施之间的协调性和一致性。团队成员应尊重个体的需求和意愿，确保干预计划的可接受性和可执行性。

定期团队会议。为了确保联动实施的顺利进行，团队成员应定期召开团队会议。团队会议是沟通、协调和共享信息的重要平台。在团队会议上，成员可以汇报个体的进展和问题，分享干预经验和心得，讨论干预策略和调整干预计划。通过团队会议，团队成员可以更好地了解彼此的工作，加强合作，共同推进心理危机干预工作的进展。

2.定期跟进

跟进频率和方式。干预团队应根据个体的情况和干预计划的需要，制定跟进频率和方式。对于情况较为紧急和复杂的个体，跟进频率可以更加密集，甚至是每天或每周进行。而对于一般情况下的个体，跟进可以每隔几周或几个月进行一次。跟进方式可以灵活选择，可以通过电话、面谈、在线咨询等方式进行，以方便个体的参与和反馈。

跟进内容。跟进内容应涵盖个体在干预后的心理状况、生活适应情况、干预效果等方面。干预团队成员可以通过与个体交流，了解其在干预后的感受和体验，是否出现新的问题或困扰，以及是否已经实现了设定的干预目标。同时，团队成员还可以与个体的家人、学校教师等重要关系进行联系，了解个体在不同环境中的表现和需求。

重点关注风险因素。在跟进过程中，干预团队应重点关注个体可能面临的风险因素。尤其对于存在自伤、自杀风险的个体，团队成员应密切关注其行为表现和言语暗示，并及时采取必要的保护措施。对于其他可能的风险因素，如家庭暴力、药物滥用等，干预团队也应及时采取行动，为个体提供相应的支持和援助。

跟进记录和数据分析。跟进记录是对个体干预过程中关键信息和重要事件的详细记录。干预团队成员应及时记录个体的心理状态、干预措施的实施情况、个体的反应和进展等内容。跟进记录包括文字记录、音频记录或视频记录，确保信息的完整和准确。通过跟进记录，团队成员可以对干预过程进行回顾和总结，找出干预中的问题和不足，为后续干预提供经验参考。

数据分析师对跟进数据进行整理和统计，以获取更全面的干预效果信息。团队成员可以将个体的跟进数据汇总，进行量化和定量分析。数据分析包括对干预前后的心理症状评分变化、生活适应水平改变等方面的比较。通过数据分析，干预团队可以客观地了解干预的效果和影响，为干预计划的调整和改进提供依据。

（五）后续支持与康复计划

1.后续支持

心理危机干预并不仅止于一次干预过程，后续支持对于个体的康复和心理健康稳定非常重要。干预团队应继续为个体提供后续支持，包括定期跟进、心理支持和指导等。通过定期跟进，团队成员可以了解个体的心理康复进展，及时发现可能出现的问题并予以干预。同时，团队成员还应提供心理支持和指导，帮助个体应对日常生活和学习中可能遇到的心理困扰和压力。

2.康复计划

针对心理危机干预对象，干预团队应制订个体化的康复计划。康复计划应根据个体的心理问题和需求进行量身定制，明确康复目标、康复措施和时间安排。康复计划可能包括心理治疗、心理教育、社会支持等方面的内容，以帮助个体逐步恢复正常生活和学习。同时，康复计划还需要与个体的家庭、学校和社区等重要关系进行配合，形成全方位的支持体系。

学校心理危机干预联动模式的实施是为了应对学校内可能出现的心理危机事件，保障学生和教职员工的心理健康。通过建立心理危机干预团队，整合学校内部和社会外部资源，建立资源导航与转介机制，实施联动干预，提供后续支持与康复计划，最终评估干预效果并不断优化策略，学校可以更加有效地应对和处理心理危机，促进学校成员的心理健康和全面发展。

二、效果评估与优化策略

心理危机干预的效果评估是确保干预工作有效性和持续改进的重要环节。通过评估干预的效果，干预团队可以了解干预的成效，发现问题和不足，为优化干预策略提供依据。在进行效果评估时，可以采取以下策略和步骤：

（一）效果评估指标的选择

1. 客观指标

客观指标是通过量化测量来评估干预效果的指标。在心理危机干预中，干预者可以采用学生心理症状的量化测量工具，如焦虑和抑郁的评估量表，以了解学生心理症状的严重程度和变化情况。此外，干预者还可以收集学生学业成绩、学习动力和行为表现等客观数据，以评估学生在学习和生活方面的变化。

学生心理症状评估。采用心理测量工具，如症状自评量表（SCL-90）、抑郁自评量表（BDI）等，对学生的心理症状进行客观评估。通过测量学生焦虑、抑郁、自卑等心理症状的严重程度和变化，可以直观地了解心理危机干预的效果。

学业表现。干预者可以通过学生的学业成绩、学习动力和学习态度等客观数据，评估学生在学习方面的变化。心理危机往往会对学生的学习产生影响，因此学业表现是评估干预效果的重要指标之一。

行为表现。观察学生的行为表现，包括社交行为、自理能力、注意力集中等方面。通过观察行为的变化，可以了解学生在日常生活中是否发生积极改变，进一步评估干预的效果。

2. 主观指标

主观指标是通过个体的主观感受和反馈来评估干预效果的指标。可以通过问卷调查或访谈等方式收集学生和教职员工的满意度和反馈意见，了解他们对干预过程和效果的评价。主观指标能够提供干预的直接体验和感受，对于评估干预的全面性和个体化有重要作用。

满意度调查。针对接受心理危机干预的学生、家长和教职员工，开展满意度调查，了解他们对干预过程和效果的主观评价。满意度调查可以采用问卷调查或半结构化访谈等方式，以获取参与者对干预的态度、感受和意见。

反馈意见。定期收集学生、家长和教师等参与者的反馈意见。反馈意见可以帮助干预团队及时了解参与者对干预效果的看法，发现问题和不足之处，为优化干预策略提供参考意见。

3. 数据收集与分析

为了进行效果评估，干预团队应制定数据收集方案，并采集相关数据。数据收集可以通过问卷调查、心理测量工具、访谈、观察等方式进行。收集的数据应保证准确性和完整性，并进行统计和分析。数据分析可以采用统计软件进行，以获取客观的干预效果数据和主观的反馈信息。

数据收集方案。干预团队应制定详细的数据收集方案，明确数据收集的时间点、对象、方法和指标。数据收集方案应充分考虑隐私保护和伦理道德要求，确保数据的可靠性和有效性。

数据采集方法。根据数据收集方案，采取合适的数据采集方法。客观指标可以通过问卷调查、心理测量工具、学业成绩记录等方式收集，主观指标可以通过访谈、反馈意见收集等方式收集。

数据分析。对收集的数据进行统计和分析。可以采用统计软件如 SPSS、Excel 等进行数据处理，绘制图表、计算统计指标，深入了解干预效果的变化和差异。

（二）效果评估结果的解读

根据数据分析的结果，干预团队应对干预效果进行全面的解读。如果干预取得了明显的成效，团队应予以肯定和总结，鼓励团队成员继续努力。如果干预效果不理想，团队应分析原因，找出问题所在，并寻求优化策略。

1.综合评估

综合评估是将客观指标和主观指标的评估结果进行综合考虑和对比，以全面了解心理危机干预的效果。客观指标主要是通过量化测量得出的数据，如心理测量工具评分、学业成绩等，具有较强的客观性和准确性；而主观指标则是通过个体的主观感受和反馈得出的数据，如问卷调查、访谈等，反映个体对干预效果的感受和满意度。

在综合评估过程中，干预团队需要综合考虑不同指标的结果，了解它们之间的关系和相互影响。例如，客观指标可能显示学生的心理症状得到了显著改善，而主观指标可能显示学生对干预过程和干预效果感到满意。这种情况表明心理危机干预在改善学生心理症状和满足学生需求方面取得了积极成效。

2.结果解释

结果解释是对评估结果进行深入分析和解读，帮助干预团队理解干预效果的含义和影响。对于取得明显成效的方面，干预团队应当充分肯定团队成员的努力和干预策略的有效性。团队成员可以总结成功的经验和方法，为今后的干预工作提供借鉴。同时，对于干预效果不理想或不如预期的方面，干预团队需要深入分析可能的原因，并寻找问题所在。这包括干预策略的不合理性、资源不足、个体差异等因素。

通过结果解释，干预团队可以对心理危机干预的效果有更深刻的认识，发现问题和不足，并为优化干预策略和持续改进提供指导。团队成员可以根据解释的结果，调整干预措施，加强团队合作，增加资源投入等，以提高心理危机干预工作的效果和质量。结果解释是评估过程的关键一步，对于干预团队不断完善工作、提高干预效果具有重要意义。通过不断改进和优化，心理危机干预工作将更好地服务于学校成员的心理健康，帮助他们积极应对和解决心理困扰，提升整体心理素质和学习效能。

（三）优化策略的制定与实施

根据评估结果和分析，干预团队可以制定相应的优化策略并加以实施。优化策略包括以下方面：

1. 优化干预计划

根据评估结果，对干预计划进行调整和优化。可能需要增加或调整特定干预措施，以更好地满足个体的需求。

2. 提升团队专业能力

干预团队成员可以参加进一步的培训和学习，提升专业知识和技能。不断更新知识可以使团队成员更好地应对不同类型的心理危机事件。

3. 加强团队合作与沟通

团队成员之间应加强合作与沟通，分享经验、交流心得，共同解决干预过程中遇到的问题。通过加强团队的内部合作，可以更有效地实施干预措施。

4. 加强与社会资源的合作

团队成员可以进一步加强与社会资源的合作，与社会心理咨询机构、医院、社会福利机构等建立更紧密的联系。这样可以为学校成员提供更全面、多样化的支持。

5. 推广心理健康教育

团队可以加强心理健康教育的推广，提高学生和教职员工的心理健康意识，预防心理危机的发生。

6. 定期评估与优化

优化策略实施后，干预团队应继续定期对干预效果进行评估。通过定期评估，不断优化干预策略，提高干预效果。

学校心理危机干预联动模式的实施包括确定干预目标、资源整合与联动策略、建立资源导航与转介机制等步骤。在实施过程中，需要定期评估干预效果，并根据评估结果制定优化策略。通过有效的实施与优化，学校心理危机干预联动模式可以更好地保障学生和教职员工的心理健康，提高干预效果，为学校成员的心理健康提供有力支持。

第三节　学校心理危机干预联动模式的优化与改进

一、持续优化的重要性

持续优化是指在学校心理危机干预联动模式中不断改进和提升干预策略、流程和效果的过程。由于心理危机的复杂性和多样性，学校心理干预联动模式需要不断适应和应对不同情况，以确保干预工作的质量和效果。以下是说明持续优化的重要性的几个原因：

（一）回应变化的需求

学校心理危机干预的持续优化非常重要，其中回应变化的需求是一个关键方面。学校内部和外部环境的不断变化可能导致心理危机的类型、频率和严重程度发生变化。例如，学校面临新的学业压力源、社交问题、家庭变故或社会事件的影响，这些都会导致学生心理问题的增加或出现新的问题。持续优化可以帮助干预团队及时了解并回应这些变化的需求，确保心理危机干预的针对性和实效性。

随着时间的推移，学生的心理问题可能会呈现不同的趋势和特点。持续优化可以使干预团队保持对学生心理问题的敏感性，及时调整干预策略，以确保干预措施与学生的需求相匹配。例如，如果某一类型的心理问题在学校中呈现上升趋势，干预团队可以针对这类问题加强预防和干预措施。

此外，学校的人员构成和文化环境会发生变化。学校的教职员工、家长和学生群体都会随着时间的推移发生变化，不同群体的心理需求会有所不同。持续优化可以帮助干预团队了解不同群体的心理需求和关注重点，制定个性化的干预方案，以提供更加精准的心理支持和援助。

（二）提高干预效果

持续优化是提高学校心理危机干预效果的关键手段。在干预过程中，干预团队会面临各种挑战和困难，干预效果不理想的情况也时有发生。通过持续优化，干预团队能够及时发现干预过程中存在的问题和不足，并采取相应措施加以改进。

持续优化可以通过不断总结经验和教训，提高干预团队的专业素养和技能水平。干预团队成员可以通过专业培训、学习心理学最新研究成果和干预方法，不断更新自己的知识和技能，以更好地应对学生心理问题。

另外，通过数据驱动的改进策略，干预团队可以更加科学地评估干预效果。收集和分析客观指标和主观指标的数据可以帮助干预团队了解干预效果的实际情况，发现可能的问题和瓶颈，并有针对性地改进干预策略。例如，通过定期测量学生心理症状的严重程度，可以了解干预的长期效果，从而调整干预计划和持续优化措施。

（三）保持专业水平

学校心理危机干预涉及复杂的心理理论和干预技术，干预团队成员需要保持专业水平。持续优化可以为团队成员提供学习和发展的机会，保持团队成员的专业素养和能力。

持续优化的方式包括但不限于以下几个方面：

定期召开团队会议，讨论干预案例和干预方法，分享经验和教训，以促进团队成员之间的学习和交流。

参加专业培训和学术会议，了解心理学领域的最新研究成果和干预方法，更新干预团队的知识和技能。

接受专业督导和反馈，通过与专业督导员的交流和指导，不断提高自己的干预水平和技能。

建立学习型团队文化，鼓励团队成员不断学习和创新，共同提高学校心理危机干预的专业水平。

通过持续优化，干预团队成员可以不断提升自身的专业水平和应对能力，以更好地应对学校内部和外部环境的挑战，为学生提供更加有效的心理支持和干预。

（四）提高资源利用效率

持续优化可以帮助学校心理危机干预团队更加高效地利用有限的资源。在学校环境中，资源是有限的，包括人力资源、物质资源和财务资源等。通过持续优化，干预团队可以优化资源的利用和分配，确保资源得到最大限度的发挥，从而实现资源的高效利用。

例如，干预团队可以根据实际需求和干预效果，合理分配人力资源。对于一些心理问题较为复杂的学生，可以增加心理专业人员的服务时间，提供更加个性化的心理咨询和治疗。对于一些心理问题较为轻微的学生，可以采用小组辅导的方式，通过集体交流和互助，实现资源共享和高效利用。

此外，干预团队可以通过合理规划和管理物质资源，如心理评估工具、教学资料等，确保这些资源在干预过程中得到合理的使用。同时，团队还可以探索合作与共享，与其他学校或心理机构建立合作伙伴关系，共享资源和经验，提高整体的资源利用效率。

通过回应变化的需求、提高干预效果、保持专业水平和提高资源利用效率，干预团队可以不断完善干预策略和服务质量，更好地满足学校成员的心理需求，为学生的健康成长和学校的发展做出积极的贡献。持续优化是一个循环过程，在实践中不断进行调整和改进，以适应学校内外环境的变化和发展。通过持续优化，学校心理危机干预联动模式将不断迈向更加成熟和有效的阶段，为学校建设和发展提供更有力的支持和保障。

二、反馈机制与改进策略

反馈机制是指收集学校内外相关人员对心理危机干预联动模式的反馈意见和建议的过程。建立有效的反馈机制可以为持续优化提供有力支持和指导。以下是一些改进策略，以确保反馈机制的顺利运行和改进效果的实现：

（一）反馈来源的多样性

建立多样化的反馈来源对于学校心理危机干预联动模式的优化与改进至关重要。多样化的反馈来源包括以下几个方面：

1.学生反馈

学生是心理危机干预的主要受益者和参与者。他们的主观感受和反馈意见对于评估干预效果至关重要。干预团队可以通过开展学生满意度调查、匿名反馈箱等方式征求学生的意见。学生满意度调查可以包括针对干预措施、干预团队成员、服务质量、可及性等方面的问题，以了解学生对心理危机干预的满意程度和改进的方向。

此外，干预团队还可以组织座谈会、小组讨论等活动，直接听取学生的心声。通过与学生面对面交流，干预团队可以深入了解学生的需求和问题，帮助团队更加全面地评估干预效果，并对干预策略进行针对性的调整和改进。

2. 教职员工反馈

学校内的教职员工在学生心理危机干预中扮演重要角色，他们与学生有密切的接触和交流。收集教职员工的反馈信息可以了解他们对干预工作的认知和评价，发现潜在问题，改善干预服务。教职员工的反馈可以通过问卷调查、个别访谈或座谈会等形式进行。

干预团队可以询问教职员工对学生心理健康问题的认知程度、对干预策略的满意度、对干预工作的建议等。同时，团队还可以征求教职员工对学生心理问题的感知，了解学生心理状态的变化和问题的反映。

3. 家长反馈

家长在学生的心理健康中也起着至关重要的支持和监护作用。他们对学生的心理状态有独特的观察和了解，其反馈可以为干预团队提供重要参考。干预团队可以通过家长满意度调查或家长座谈会等形式收集家长的反馈。

干预团队可以了解家长对学校心理危机干预工作的了解程度、对干预效果的感知、对家庭支持的需求等。通过家长的反馈，干预团队可以更好地理解学生在家庭环境中的表现和需求，进而优化干预策略和家校协作方式。

4. 社会合作伙伴反馈

与学校合作的社会心理机构、心理专业人员等也是学校心理危机干预的重要资源。他们具有专业知识和经验，可以为学校提供专业支持和建议。干预团队可以与合作伙伴定期召开交流会议或座谈会，分享心理干预经验，收集专业反馈。

通过与社会合作伙伴的交流，干预团队可以了解最新的干预方法和技巧，获得专业的指导和建议，为学校心理危机干预工作注入新的活力和创新。

综合考虑以上不同来源的反馈信息，干预团队可以全面了解学校心理危机干预联动模式的实际效果和影响。这些反馈信息将有助于干预团队发现问题和改进的方向，提高干预策略的针对性和有效性，最终为学生提供更优质的心理健康服务。

（二）定期开展反馈调查

为了有效收集反馈信息，干预团队应制订定期的反馈调查计划。这可以是每学期或每学年进行一次的调查，以确保对干预效果的评估是连续和全面的。反馈调查可以采用问卷调查、访谈、座谈会等方式，根据不同情况选择合适的调查形式。定期开展反馈调查有助于及时发现问题和改进的方向。同时，团队应该确保反馈调查的参与者能够真实表达意见，保证反馈信息的及时性和准确性。

1. 定期反馈调查的制定

为了确保心理危机干预联动模式的优化与改进，干预团队应制订定期的反馈调查计划。这个计划应该明确反馈调查的时间、频率和调查形式。一般而言，每学期期末或学年末进行一次反馈调查是比较常见的做法，但实际安排还需根据学校的情况和干预工作的特点灵活确定。团队应考虑到学校的课程安排、学生的学习进度以及干预工作的阶段性特点，选择最合适的时间点。

2.反馈调查形式的多样化

为了提高反馈信息的丰富性和准确性，干预团队应选择多样化的反馈调查形式。常用的调查形式包括问卷调查、访谈、座谈会等。问卷调查可以对大量的参与者进行快速的信息收集，尤其适用于量化的评估指标。访谈和座谈会则更有利于深入了解参与者的主观感受和意见，可以发现更多细节和潜在问题。同时，干预团队也可以采用匿名调查的方式，以保障参与者的隐私权，使他们更自由地表达意见。

3.参与者的真实表达

确保参与者能够真实地表达意见对于反馈调查的有效性至关重要。干预团队应积极营造开放、宽松、互信的氛围，鼓励参与者坦诚地分享自己的看法和感受。对于学生和家长，可以通过匿名调查或其他保障隐私的方式让他们更加放心地提供反馈信息。对于教职员工和社会合作伙伴，团队应主动倾听他们的意见，对反馈信息进行保密处理，确保信息的安全性。

4.反馈信息的及时处理

定期开展反馈调查后，干预团队应及时处理和分析收集的反馈信息。这包括对问卷调查结果进行统计和分析，对访谈和座谈会的内容进行整理和总结。团队可以组织专题会议，对反馈信息进行讨论，找出问题和不足，并制定改进策略。同时，团队应当将改进措施及时反馈给参与者，让他们知道自己的意见得到了重视，并使问题得到解决。

通过定期开展反馈调查，并根据收集的反馈信息进行改进，干预团队可以不断优化心理危机干预联动模式，提高干预工作的效果和质量。这种持续的反馈与改进机制将为学校心理健康服务的提供者和受益者搭建一个密切互动的桥梁，促进学校心理危机干预工作的不断进步和创新。

（三）积极倾听和回应

干预团队在收集反馈信息后，应积极倾听，真诚接纳学生、教职员工和家长的意见和建议。干预团队应认真分析收集的反馈信息，发现问题和不足之处，并及时采取改进措施。积极回应反馈信息可以增强干预团队与学校成员的互动与信任，使学校心理危机干预联动模式更加贴近实际需求，提高干预效果。

1.真诚倾听反馈意见

干预团队在收集反馈信息后，应以真诚的态度倾听参与者的意见和建议。无论是学生、教职员工还是家长，他们的反馈都是宝贵的资源，反映了他们在心理危机干预中的真实感受和体验。干预团队应尊重参与者的意见，不轻易忽视或驳斥他们的反馈。同时，要保持开放的心态，不排斥不同意见和批评，这有助于建立良好的沟通和互信关系。

2.分析问题和不足

干预团队应对收集的反馈信息进行认真分析，发现其中存在的问题和不足之处。这些问题可能涉及干预策略、服务质量、沟通方式等方方面面。团队应深入挖掘反馈信息背后的原因，了解参与者的真实需求和期望。同时，要对反馈信息进行分类和整理，以便更好地理解不同参与者的关切点和重点关注领域。

3.及时采取改进措施

基于对反馈信息的分析，干预团队应及时采取改进措施。这包括调整干预策略、改进服务流程、加强沟通与交流等。团队应根据实际情况制订具体的改进计划，明确责任人和时间节点。同时，团队应与参与者积极沟通，告知他们采取了哪些改进措施，以及改进后的预期效果。这样可以增强参与者对干预团队的信任和认可，促进合作和支持。

4.持续改进与优化

干预团队应将积极倾听和回应反馈作为一项持续性工作。心理危机干预是一个复杂而敏感的工作，参与者的需求和情况可能随时发生变化。因此，团队应关注参与者的反馈意见，并根据实际情况进行持续改进与优化。同时，干预团队应建立改进效果的评估机制，定期对改进措施的实施效果进行评估，以确保干预工作的持续改进和提高。

通过积极倾听和回应反馈信息，干预团队可以不断完善学校心理危机干预联动模式，使其更加适应学校实际需求，提高干预效果，为学生和教职员工提供更好的心理健康支持与服务。

（四）促进沟通和合作

建立良好的沟通和合作机制对于优化学校心理危机干预联动模式非常重要。干预团队应与学校内外的相关部门和机构保持密切联系，与社会资源合作伙伴共同探讨心理危机干预工作中的难题和挑战，并寻求共同解决方案。合作与沟通可以帮助干预团队获得更多专业知识和资源，提高干预的水平和效果。

1.与学校内部相关部门的沟通与合作

学校行政部门。干预团队应与学校行政部门建立紧密的沟通与合作关系。学校行政部门通常负责学校的整体管理和资源分配，他们对学校心理危机干预的支持和配合至关重要。干预团队可以向行政部门汇报干预工作的进展和效果，向其申请必要的支持和资源。同时，干预团队也可以就学校内部心理危机干预的政策和流程与行政部门进行深入讨论，共同完善干预策略和措施。

教务部门。教务部门负责学生的学业管理，他们与学生的接触频率较高。干预团队可以与教务部门合作，共同关注学生在学业上的表现和变化。教务部门可以提供学生的学习情况和表现，为干预团队提供必要的参考信息。双方可以共同探讨学业压力对学生心理健康的影响，制定相应的干预策略和措施。

2.与社会资源合作伙伴的沟通与合作

社会心理机构。干预团队可以与当地的社会心理机构建立合作关系。这些机构通常拥有丰富的心理咨询和治疗经验，可以为学校心理危机干预提供专业的支持和指导。干预团队可以与社会心理机构合作开展培训和研讨活动，提高干预团队成员的专业水平。同时，社会心理机构还可以为学校提供必要的心理咨询服务，满足学生和教职员工的心理健康需求。

心理专业人员。与心理专业人员合作也是学校心理危机干预联动模式的重要组成部分。

干预团队可以邀请心理专业人员参与学校的心理危机干预工作，共同制订干预计划和策略。心理专业人员可以提供专业的心理咨询和治疗服务，支持学生解决心理问题。干预团队与心理专业人员之间还可以进行经验交流和互相学习，不断提高心理干预的质量和效果。

3.促进沟通与合作的方式

为了促进沟通和合作，干预团队可以采取以下方式：

定期召开联席会议。干预团队可以与学校内部的相关部门和机构定期召开联席会议，分享心理危机干预的进展和成效，讨论存在的问题和挑战，共同制定改进和优化策略。联席会议是不同部门间交流与合作的重要平台，有助于形成合力，提升干预效果。

开展合作项目与活动。干预团队可以与社会资源合作伙伴开展合作项目与活动，如心理健康讲座、心理援助活动等。这些活动可以增进相互了解与信任，拓展合作领域，共同服务学校师生的心理健康需求。

建立协作机制。干预团队与学校内部和外部合作伙伴可以建立协作机制，明确各方的职责与分工，确保合作的顺利进行。建立协作机制有助于减少信息滞后和资源浪费，提高合作的效率和成效。

通过积极促进沟通和合作，干预团队可以获得更多专业知识和资源，不断完善学校心理危机干预联动模式，提升干预效果，为学生和教职员工提供更好的心理健康支持与服务。

（五）数据驱动的改进

在收集反馈信息的同时，干预团队还应结合客观指标的数据进行分析和比较。数据驱动的改进策略可以更加科学和准确地确定需要优化的方面，提高改进策略的针对性和有效性。例如，通过与心理健康指标的对比分析，干预团队可以确定在哪些方面需要加强，哪些方面取得了明显进展。这样的数据驱动分析可以帮助团队制定更具针对性的改进策略。

1.数据收集与整理

数据驱动的改进策略首先需要进行数据收集与整理。干预团队应制订明确的数据收集计划，确定需要收集的客观指标数据。这些数据包括学生心理症状的量化测量结果，学生学业成绩和学习动力的数据，学校心理危机干预的实施情况等。同时，团队也可以收集主观指标的数据，如学生、教职员工和家长的满意度调查结果，以了解干预效果的主观感受。

2.数据分析与比较

收集数据后，干预团队应进行数据分析与比较。通过对不同时间点、不同群体或不同干预措施下的数据进行对比分析，可以发现干预效果的差异和潜在问题。例如，比较不同学期学生心理症状的变化趋势，比较不同干预措施下学生成绩的提升情况等。数据分析可以采用统计学方法，如均值、标准差、相关性等指标进行分析，确保结果科学可靠。

3.确定改进方向与优先级

通过数据分析，干预团队可以确定改进方向与优先级。对于取得明显成效的方面，团队应该予以肯定，并保持相应的干预策略。而对于效果不佳的方面，团队应该深入分析原因，确定需要改进的重点。数据驱动的改进策略能够帮助团队精准把握改进方向，避免盲目决策。

4. 制定优化措施

基于数据分析的结果，干预团队可以制定具体的优化措施。这些措施应该针对问题所在进行具体调整和改进。例如，如果发现学生焦虑程度高但干预效果有限，干预团队可以加强心理治疗和心理支持措施；如果发现学生学习动力下降，干预团队可以增加学业辅导和教育资源的提供。优化措施应该科学合理，并且与学校实际情况相适应。

5. 实施改进与监测

制定优化措施后，干预团队应实施改进并持续监测效果。改进过程中需要与相关部门和合作伙伴进行沟通和合作，确保改进措施的顺利实施。同时，团队还应持续收集数据，监测改进措施的效果和影响，确保改进策略的有效性。

6. 不断迭代与持续优化

数据驱动的改进策略是一个持续不断的过程。干预团队应不断迭代和优化改进策略，根据实际效果和反馈信息进行调整和改进。只有通过持续的数据驱动优化，学校心理危机干预联动模式才能不断提高，更好地服务学生和教职员工的心理健康需求。

通过持续优化和建立有效的反馈机制，学校心理危机干预联动模式可以不断改进和提升，更好地满足学校成员的心理需求，提高学校心理健康服务的质量和水平。这将为学校的整体发展和学生的成长打下坚实基础。

第六章　心理危机干预联动模式在社区中的应用

第一节　社区心理危机干预联动模式的构建

一、社区资源调查与整合

（一）社区资源调查

社区心理危机干预联动模式的构建首先需要对社区内的资源进行调查。这包括对心理健康机构、社会服务组织、教育机构、医疗资源等的调查，了解社区内已有的心理危机干预资源和服务能力。同时，还需要了解社区成员的心理健康需求和问题，包括常见的心理危机类型、高危人群等。

1. 心理健康机构调查

针对社区内的心理健康机构，包括心理咨询中心、心理治疗机构、心理危机干预团队等，需要了解其机构设置、专业人员配置、服务项目和服务范围。

2. 社会服务组织调查

社区内可能存在多种社会服务组织，如青少年服务中心、妇女儿童保护机构等，这些组织通常也与心理危机干预密切相关。调查这些组织的资源和服务内容，寻求与心理危机干预相关的合作可能性。

3. 教育机构调查

学校是社区中心理危机干预的重要组成部分，因此需要调查社区内学校的心理健康服务情况，包括学校心理辅导员的配置、心理健康教育项目等。

4. 医疗资源调查

社区医疗机构通常也参与心理危机干预工作，因此需要了解社区内医疗机构的心理健康服务能力和人员配备情况。

（二）资源整合与优化

在了解社区资源情况后，需要对资源进行整合与优化，以构建高效的心理危机干预联动模式。整合资源涉及资源共享、信息互通、合作机制等方面。具体来说：

1. 建立资源共享平台

将社区内各类心理健康机构和社会服务组织纳入一个资源共享平台，通过信息化手段实现资源共享和调度，使各机构之间实现信息的共享和交流。

2.建立信息互通机制

在资源共享平台的基础上，建立信息互通机制，确保各个机构及时了解社区成员的心理健康需求和问题，形成一体化的服务流程。

3.构建联动合作机制

建立心理危机干预的联动合作机制，将心理健康机构、社会服务组织、教育机构和医疗资源等联结起来，形成一个紧密合作的网络。当发现心理危机时，各个机构可以迅速响应并协同开展干预工作。

4.优化资源配置

根据社区成员的实际需求和心理危机的特点，干预团队对资源进行优化配置，确保关键资源的合理分配，使心理危机干预工作更加高效和精准。

二、社区心理危机干预网络搭建

（一）建立社区心理危机干预网络

基于社区资源的调查与整合，干预团队可以着手建立社区心理危机干预网络。这个网络将包括各类心理健康机构、社会服务组织、学校、医疗机构等，共同构成一个有机的干预网络。

1.明确网络成员的角色与职责

在构建社区心理危机干预网络时，明确每个成员的角色与职责是非常重要的。干预网络的成员包括学校心理健康服务团队、社区心理机构、医疗机构、社会工作机构等。每个成员应明确自己在网络中的定位和职责，并积极履行相应的职能。

（1）学校心理健康服务团队

学校心理健康服务团队在社区心理危机干预网络中扮演重要角色。他们通常是第一线接触学生心理问题的团队，负责学校内部的心理危机干预和支持工作。他们的职责包括：①在学校内部识别和评估学生心理危机状况；②提供心理支持和心理辅导；③开展心理健康宣传与教育活动；④与家长和教师合作，共同关注学生的心理健康问题。

（2）社区心理机构

社区心理机构是社区心理危机干预网络中的重要组成部分。他们通常拥有更丰富的心理专业知识和经验，能够提供更深入的心理干预服务。他们的职责包括：①提供心理评估和心理治疗服务；②为学校心理健康服务团队提供专业指导和支持；③参与制定心理危机干预网络的工作流程和政策。

（3）医疗机构

医疗机构在社区心理危机干预中也扮演着重要角色。他们主要负责对重度心理疾患患者的治疗和管理。他们的职责包括：①对重度心理疾患患者进行诊断和治疗；②提供心理药物治疗和定期复诊；③与其他心理机构和学校心理团队合作，实现无缝衔接和协作。

（4）社会工作机构

社会工作机构在社区心理危机干预网络中起着桥梁作用，他们负责协调各方资源和支援服务。他们的职责包括：①提供社会支持和援助；②协调各类社会资源，为心理危及患者提供全方位的支持；③与学校心理团队和社区心理机构合作，推进心理危机干预网络的整体发展。

2.制订联动工作流程

心理危机干预网络应制订明确的联动工作流程，以确保在发生心理危机时能够快速、高效地响应和介入。工作流程应涵盖以下关键步骤：

（1）心理危机的识别与报告机制

明确学校和社区内部心理危机的识别和报告机制。学校心理团队、社区心理机构、医疗机构和社会工作机构应该建立相应的报告渠道，确保心理危机能够及时上报和反馈。

（2）干预团队的协同行动方案

制定干预团队的协同行动方案，明确在发生心理危机时，各个机构间的责任和协作方式。在联动工作流程中，要明确干预团队的组成和任务分工，确保各个成员能够快速响应和有效合作。

（3）资源调度和支援机制

建立资源调度和支援机制是社区心理危机干预网络的关键部分。当发生心理危机时，干预团队可能需要调动多个资源来提供综合性的支持和帮助。因此，需要制定明确的资源调度和支援机制，以确保资源的高效利用和协调。

紧急资源调度。在紧急情况下，应能够快速调度相应的资源。例如，医疗机构应制定相应的急救措施，储备急救人员，以应对严重的心理危机事件。同时，社会工作机构也应建立紧急援助机制，为心理危机患者提供紧急援助和支持。

专业资源协调。心理危机干预往往需要不同专业领域的资源共同协作。例如，学校心理团队可能需要与社区心理机构和医疗机构合作，共同制定干预方案和治疗计划。因此，需要建立专业资源协调机制，确保不同机构之间能够有效地合作和沟通。

心理支持网络。在心理危机干预网络中，还应建立心理支持网络，为心理危机患者及其家庭提供持续的心理支持。这包括心理咨询、心理治疗和心理教育等服务，旨在帮助患者建立积极的心理应对方式，增强心理韧性。

3.建立信息共享平台

为了实现信息的及时传递和共享，社区心理危机干预网络应建立信息共享平台。该平台可以通过数字化技术来实现，将各个机构的信息整合在一起，以便及时了解心理危机的情况和变化。

数据整合。信息共享平台应整合不同机构收集的心理危机数据，包括心理评估结果、干预记录、患者信息等。这样可以帮助干预团队全面了解患者的心理状况，为干预决策提供科学依据。

实时传递。信息共享平台应具备实时传递信息的功能。当学校心理团队发现学生出现心理危机状况时，可以通过平台将信息传递给社区心理机构和医疗机构，以便及时进行干预。

隐私保护。在建立信息共享平台时，干预团队需要重视患者隐私保护。各个机构应确保患者信息的安全性，只有获得授权的工作人员才能访问相关信息。

4. 培训与沟通

建立社区心理危机干预网络后，进行相关成员的培训是必要的。干预团队应定期举办培训活动，提高各成员的心理危机干预技能和知识水平。培训内容涵盖心理评估方法、干预技术、危机处理策略等方面。

同时，通过定期的沟通和会议，加强网络内成员之间的联系和合作，解决干预过程中的问题和困难。定期的沟通会议可以为成员提供交流和学习的平台，促进团队之间的相互理解和支持。

构建社区心理危机干预联动模式需要明确成员的角色与职责，制定明确的联动工作流程，建立信息共享平台，加强成员的培训与沟通。这种模式可以使不同机构之间实现资源共享和协作，提高心理危机干预的效率和质量，为社区心理健康提供更全面的支持和服务。同时，也需要在构建过程中保护患者的隐私和权益，确保干预工作的合法性和合规性。

（二）危机事件处置机制

建立社区心理危机干预网络后，需要制定危机事件处置机制，确保在发生心理危机事件时能够快速、有序地进行处置。危机事件处置机制包括以下方面：

1. 应急响应与指挥调度

（1）明确心理危机事件发生时的应急响应程序和指挥调度机制

建立心理危机事件发生时的应急响应程序是确保在紧急情况下能够快速有效地进行处置的关键。首先，需要明确心理危机事件的不同级别和类型，以便确定适当的应急响应级别。针对不同级别的心理危机事件，制定相应的处置流程和措施。

应急响应程序应当包括以下内容：

心理危机事件的报告和通知渠道。明确心理危机事件的报告和通知渠道，确保信息能够及时传达给干预团队和相关机构。

干预团队的组成和任务分工。明确心理危机干预团队的成员和任务分工，指定负责人员和联系人，以便在危机事件发生时能够快速召集团队成员进行处置。

心理危机事件应急响应流程。制定心理危机事件应急响应的具体流程，包括调查核实、风险评估、干预措施等，确保处置工作有条不紊地进行。

应急响应的时间要求。规定应急响应的时间要求，确保在最短的时间内做出应对和处置。

媒体和信息发布。规定对外发布信息的渠道和内容，确保信息发布的准确性和透明度。

（2）确保干预团队成员的有效联系方式

为了能够在紧急情况下及时召集干预团队进行处置，干预团队需要确保其成员都提供有效的联系方式。可以建立专门的通讯录，包括团队成员的电话号码、电子邮件地址等联系方式，并确保通讯录及时更新。

（3）指挥调度机制

在心理危机事件发生时，需要有明确的指挥调度机制，以确保处置工作的协调和高效。指挥调度机制包括以下内容：

指挥中心的设立。设立指挥中心负责对心理危机事件进行指挥和调度，确保各方面工作的协调和配合。

指挥人员的任命。指定专门的指挥人员负责心理危机事件的指挥工作，确保指挥调度的高效性。

指挥调度的流程和标准。明确指挥调度的具体流程和标准，以便在危急事件中迅速作出决策和处置。

2.心理危机干预流程

（1）心理评估

在心理危机事件发生后，首先需要进行心理评估，了解患者的心理状况和风险程度。心理评估可以通过面谈、观察、心理测试等方式进行。评估的目的是确定患者的紧急性和干预的优先级，以便制定相应的干预措施。

（2）干预措施

根据心理评估的结果，制定相应的干预措施。干预措施包括心理支持、心理治疗、紧急干预措施等。干预措施应具有针对性和有效性，旨在减轻患者的心理痛苦和风险。

（3）支援与辅导

心理危机干预不仅在危机事件发生时进行，还包括对患者进行长期的支援与辅导。支援与辅导包括心理教育、心理治疗、社会支持等。这些工作有助于帮助患者建立积极的心理应对方式，增强心理韧性。

3.资源调度和支援

（1）紧急资源调度

当心理危机事件发生时，干预团队需要调动紧急资源来支援干预工作。这些资源包括其他专业心理干预团队、医疗机构、警察部门等。建立资源调度机制，确保这些资源能够快速响应和支援，以应对心理危机事件的紧急情况。

（2）社会支持资源整合

心理危机干预联动模式需要整合社会支持资源，包括社会心理机构、志愿者组织、社区资源等。建立与这些机构的合作关系，共同参与心理危机干预工作，为患者提供全方位的支持和帮助。

（3）人力资源培训和提升

为了保障心理危机干预联动模式的有效运行，干预团队需要对其成员进行定期培训和提升。培训内容包括心理危机干预技巧、心理评估方法、应急响应等方面。通过培训，提高干预团队成员的专业水平和应对能力。

4.危机事件后续处理

（1）跟进与支持

心理危机干预并不仅仅止于事件发生时的处置，对患者的后续跟进与支持同样重要。干预团队应定期跟进患者的心理状况，提供持续的心理支持和辅导，以促进患者的康复和恢复。

（2）事件总结与分析

干预团队应对每个心理危机事件进行事件总结与分析。这包括对干预过程和效果的评估，发现问题和不足之处，并总结经验教训。通过总结与分析，不断改进干预工作，提升干预效果。

（3）信息记录和存档

为了保障干预工作的连续性和可追溯性，干预团队应对相关信息进行记录和存档。这包括患者的心理评估结果、干预措施、跟进记录等。信息的记录和存档有助于后续的跟踪和评估工作。

需要明确不同成员的角色与职责，建立应急响应和指挥调度机制，制定心理危机干预流程，整合社区资源，调度紧急资源，提升人力资源能力，以及进行后续处理和总结分析工作。通过这些努力，干预团队可以建立一个高效、协调、全面的心理危机干预联动模式，为社区成员提供及时有效的心理支持和帮助。

社区心理危机干预联动模式的构建需要进行社区资源调查与整合，建立社区心理危机干预网络，制定危机事件处置机制等步骤。这种联动模式可以更好地发挥各类资源的优势，提高心理危机干预的质量和效率，为社区成员的心理健康提供全方位的支持与帮助。同时，该模式的构建需要各干预团队之间的紧密合作和协调，以共同促进社区心理健康水平的提升。

第二节　社区心理危机干预联动模式的实施与效果评估

一、心理危机干预联动在社区的应用过程

（一）需求评估与资源调查

社区心理危机干预联动模式的应用过程始于对社区需求的评估和资源的调查。需求评估是为了了解社区内心理危机事件的频率、类型和严重程度，以及居民对心理危机干预的需求。资源调查则是为了了解社区内已有的心理危机干预资源和支持机构，包括学校、社会心理机构、医疗机构等。这两方面的信息是制定干预策略和计划的重要依据。

1.需求评估

问卷调查。问卷调查是需求评估中常用的方法之一。干预团队可以设计针对不同年龄、职业、社会背景的居民的问卷，以了解他们的心理健康状况、心理压力源、心理危机事件的经历和频率等。问卷调查收集的数据可以为干预团队提供全面的心理健康需求信息，帮助他

们确定优先干预的目标群体和重点问题。

焦点小组讨论。焦点小组讨论是一种开放性的讨论方法，通常由干预团队成员作为主持人，邀请社区居民共同参与。在焦点小组讨论中，居民可以自由表达对心理健康的关注、需求和期望。这种方法可以深入了解居民的真实感受和需求，帮助干预团队更加全面地认识社区的心理健康状况。

统计数据分析。除了主动收集数据，干预团队还可以分析社区已有的统计数据，如心理健康服务的接受情况、心理咨询的次数、心理危机事件的发生率等。这些数据可以从医疗机构、学校、社会心理机构等渠道获取。通过对统计数据的分析，干预团队可以了解社区心理卫生服务的现状和存在的问题，为干预计划的制定提供参考。

2. 资源调查与整合

心理卫生机构调查。干预团队可以与当地心理卫生机构、医疗机构以及社会心理服务机构进行联系和调查，了解他们的专业人员队伍、提供的服务项目和范围，以及心理危机干预的相关经验。这样的调查可以帮助干预团队建立资源清单，明确可利用的心理危机干预资源。

社区资源整合。在资源调查的基础上，干预团队还可以促进社区资源的整合和合作。建立心理危机干预联动机制，将学校、医疗机构、社会心理服务机构等不同的资源整合在一起，形成一个联动的心理危机干预网络。这样的联动网络可以共享资源、互相支持，在心理危机干预中形成合力，提高整体干预效果。

志愿者和社区参与。除了专业机构的资源，社区中的志愿者和社区成员也是宝贵的资源。干预团队可以积极吸纳社区居民参与心理危机干预工作，培养一支有社区归属感的志愿者队伍。这样不仅可以扩大干预的覆盖面，还可以增加社区居民的参与感和满意度。

3. 制订干预计划与实施

在完成需求评估和资源调查后，干预团队可以根据收集到的数据和信息，制订详细的干预计划和实施方案。计划的制定应该是全员参与的过程，包括专业干预人员、志愿者和社区居民的意见。计划应该明确干预的目标、目标群体、干预策略和干预措施，以及干预效果的评估方式。

（二）制订实施计划与流程

在进行需求评估和资源调查后，干预团队根据收集的数据和信息制订具体的实施计划和工作流程。实施计划应明确干预的目标、目标群体和干预内容。根据社区的特点和需求，制定具体的干预策略和措施，以确保干预工作的针对性和有效性。工作流程是心理危机干预的具体操作流程，包括心理评估、干预措施、跟进支持等步骤。干预团队应明确每个环节的具体责任和操作要求，确保整个干预过程的流畅性和连贯性。

1. 制订实施计划

明确干预目标和目标群体。在制订实施计划时，干预团队首先需要明确干预的目标和目标群体。干预目标可以是改善社区居民的心理健康状况、减少心理危机事件发生率、提高心理支持的效果等。目标群体可以是社区居民中的特定年龄段、特定人群（如学生、老年人、弱势群体等）或者面临特定心理问题的个体。

制定干预策略和措施。根据目标和目标群体的确定，干预团队可以制定相应的干预策略和措施。干预策略包括心理教育、心理咨询、心理支持小组、心理训练等多种形式。针对不同的目标群体和心理问题，干预团队可以采取个体化的干预措施，确保干预的针对性和有效性。

明确干预资源和支持。在制订实施计划时，干预团队需要明确可利用的干预资源和支持。这包括人力资源、物质资源和财务支持等。干预团队可以与学校、医疗机构、社会心理机构等合作，共享资源，确保干预工作顺利进行。

2. 制定工作流程

心理评估流程。心理评估是心理危机干预的第一步，它有助于了解目标群体的心理健康状况和心理问题。在心理评估流程中，干预团队可以采用多种评估工具和方法，如问卷调查、面谈、观察等。通过心理评估，干预团队可以确定哪些个体需要干预支持，并为后续的干预措施提供依据。

干预措施流程。根据心理评估的结果，干预团队可以制定相应的干预措施。在干预措施流程中，干预团队可以进行个体化的心理咨询和支持，或组织心理支持小组和心理训练课程等。干预措施流程应明确每个环节的具体操作步骤和时间安排，确保干预工作的有序进行。

跟进支持流程。干预的效果不仅取决于干预措施本身，还取决于对干预个体的跟进支持。在跟进支持流程中，干预团队可以与干预个体保持密切联系，了解干预效果和问题，并根据需要进行调整和改进。跟进支持流程有助于持续改善干预效果，保障干预的持续性和持久性。

3. 持续改进

实施计划和工作流程并不是一成不变的，随着干预工作的开展，干预团队应不断总结经验和教训，及时调整和改进计划与流程。在实施过程中，干预团队可以定期召开会议，进行交流和反馈，以及收集社区居民的意见和建议。通过持续改进，干预团队可以提高干预工作的质量和效率，使心理危机干预联动模式不断优化和完善。

（三）组建干预团队与培训

根据实施计划，干预团队应组建合适的成员。团队成员包括心理学家、社会工作者、教育工作者、医护人员等专业人士，以及社区志愿者和社区居民。不同成员在心理危机干预中发挥不同的作用，形成多专业、多层次的干预团队。为了确保干预团队的专业水平和干预技能，团队成员应接受必要的培训。培训内容包括心理危机干预理论知识、干预技巧、危机事件的应急处理等。通过培训，干预团队成员可以提高自身的专业水平和心理健康意识，增强干预工作能力和效果。

1. 组建干预团队

（1）多专业人员的构成

心理危机干预联动模式需要构建多专业的干预团队，以应对不同类型和程度的心理危机事件。团队成员包括心理学家、社会工作者、心理咨询师、心理医生、教育工作者、医护人员等。多专业团队的构成可以提供全面的干预服务，确保干预工作的针对性和有效性。

（2）社区志愿者的参与

除了专业人员，社区志愿者的参与也是心理危机干预联动模式的重要组成部分。志愿者通常来自社区居民，他们了解社区的特点和文化，能够更好地与心理危机个体建立信任和联系。志愿者可以在干预工作中提供支持与陪伴，发挥重要的辅助作用。

（3）协调与合作机构

干预团队还需要与其他相关机构建立协调与合作关系。这些机构包括学校、医疗机构、社会心理机构等，他们与社区干预团队共同构成心理危机干预的联动网络。通过合作与协调，干预团队可以分享资源和信息，提高干预工作的效率和质量。

2.培训与提高专业水平

（1）心理危机干预理论知识的培训

干预团队成员应接受关于心理危机干预的理论知识培训。这包括心理危机的定义、分类、危机发展过程、心理危机干预的原则和方法等。通过系统的理论培训，团队成员可以形成对心理危机干预的基本认识和了解。

（2）干预技巧的培训

除了理论知识，干预团队成员还需要接受相应的干预技巧培训。干预技巧培训包括沟通技巧、情绪管理技巧、危机干预技巧等。通过技工培训，团队成员可以提高干预的专业水平，增强干预工作的实践能力。

（3）危机事件的应急处理培训

心理危机干预工作通常需要在紧急情况下开展，因此干预团队成员需要接受危机事件的应急处理培训。培训内容包括危机事件的评估和识别、紧急干预措施的实施、危机事件的后续处理等。应急处理培训有助于干预团队成员在危急情况下保持冷静和有效地进行干预。

（4）定期的专业发展活动

为了持续提高团队成员的专业水平，干预团队可以定期举办专业发展活动。这包括学术研讨会、案例分享会、专业培训课程等。通过专业发展活动，团队成员可以不断更新知识，了解最新的干预理论和技术，提升自身的专业素养。

通过组建多专业的干预团队，并为团队成员提供系统的培训和专业发展，社区心理危机干预联动模式可以更好地应对心理危机事件，提供有效的心理支持和干预。同时，干预团队的持续学习也为干预工作的持续提高和优化提供了保障。

（四）实施心理危机干预

在干预团队准备就绪后，可以开始实施心理危机干预工作。干预团队根据社区的需求和干预计划，对可能存在心理危机的个体进行心理评估。通过心理评估，干预团队可以了解个体的心理状况和问题，有针对性地制定干预措施。干预措施包括心理辅导、心理支持、心理教育等多种形式。干预团队应根据个体的具体情况和需求，提供个性化的干预服务，以帮助他们有效应对心理危机，提高心理健康水平。

1. 心理评估

评估工具的选择。在进行心理评估时，干预团队应选择合适的评估工具和方法。评估工具包括心理测量问卷、临床访谈、观察记录等。根据不同情况，选择量表或问卷调查来评估个体的心理状态、情绪状况、心理问题等，从而全面了解其心理健康状况和存在的心理危机。

评估范围与深度。心理评估应覆盖社区内可能存在心理危机的个体，包括学生、家长、教职员工等。评估的深度应根据个体的情况和需求进行调整，对于可能存在较严重心理问题的个体，可以进行更深入的评估，以便制订更个体化的干预方案。

2. 干预措施

心理辅导与心理支持。心理辅导和心理支持是心理危机干预中常见的干预措施。心理辅导可以通过专业的心理咨询和谈话，帮助个体理解和认识自己的情绪和问题，并提供相应的解决方案和方法。心理支持是通过情感的陪伴和理解，使个体感受到关心和支持，减轻其心理负担，增强心理韧性。

心理教育与宣传。心理教育和宣传是社区心理危机干预的重要组成部分。通过开展心理健康教育活动和宣传，提高社区居民对心理危机的认知和了解，让更多人了解心理健康的重要性，并知道在遇到心理危机时可以寻求帮助。

心理治疗与专业介入。对于心理危机较为严重的个体，干预团队需要提供心理治疗和专业介入。心理治疗可以由心理学家、心理医生等专业人员进行，通过系统的治疗过程，帮助个体解决心理问题，恢复心理健康。在特定情况下，还可以引导个体寻求医疗或其他专业介入，如药物治疗、心理药物治疗等。

3. 个性化干预

干预团队在实施心理危机干预时，应根据不同个体的特点和需求，提供个性化的干预措施。每个个体的心理危机体验是独特的，因此需要因材施教，有针对性地制订干预计划。个性化干预可以增强干预的精准性和有效性，提高干预的成功率。

4. 建立干预记录与跟进

在干预过程中，干预团队应建立完整的干预记录和档案。记录包括心理评估结果、干预措施、干预效果等。通过记录，干预团队可以随时了解干预的进展和效果。同时，干预团队需要及时跟进个体的心理状态和变化，确保干预的持续性和有效性。

通过实施个性化的心理评估和干预措施，心理危机干预联动模式有针对性和高效地帮助社区内的个体应对心理危机，促进心理健康的提高。同时，建立完整的干预记录和跟进机制有助于评估干预效果和优化干预策略。

（五）建立信息共享平台与联动网络

为了促进沟通和协作，干预团队应建立信息共享平台和联动网络。信息共享平台可以是数字化的系统，包括网络平台和手机应用等，用于实时传递和共享心理危机的信息和干预进展。通过信息共享平台，各个成员可以了解心理危机事件的最新情况，及时进行资源调度和干预安排。

1. 建立信息共享平台

（1）平台功能与特点

信息共享平台是为了促进心理危机干预团队之间的信息传递和共享而建立的数字化系统。该平台具备以下功能和特点：

实时传递信息。平台应具备实时传递信息的功能，保证心理危机事件的及时汇报和传递，以便干预团队及时响应和介入。

数据安全性。考虑到信息的敏感性，平台应有严格的数据安全措施，确保信息的保密性和完整性。

多端支持。平台应支持多端访问，包括电脑端、手机端等，方便干预团队成员在不同场合使用和接收信息。

灵活配置。平台应具备灵活配置的功能，允许干预团队根据实际需要自定义信息展示和管理方式。

（2）平台内容

信息共享平台的内容包括但不限于以下几个方面：

心理危机事件汇报。各个成员可以通过平台汇报发生的心理危机事件，包括事件的基本信息、发生地点、涉及人员等，以便其他团队成员及时了解情况。

干预进展记录。干预团队成员可以在平台上记录干预过程中的进展情况，包括心理评估结果、干预措施、干预效果等，供其他团队成员参考。

资源调度和支援。平台可以用于资源的调度和支援，当某个心理危机事件需要更多资源时，可以通过平台发起资源请求，其他团队成员则可以提供相应的支援。

2. 建立联动网络

（1）网络成员的组成

联动网络是由不同组织和机构共同参与的网络，成员包括但不限于以下几个方面：

学校。学校是心理危机干预的重要参与者，包括中小学、高等院校等，他们是最直接接触学生的场所。

社区机构。社区机构包括社会心理机构、社工服务中心等，他们在社区内提供心理支持和服务。

医疗机构。医疗机构包括综合医院、精神卫生机构等，他们在心理卫生方面拥有专业资源和经验。

（2）联动网络的合作形式

联动网络的合作形式包括但不限于以下几个方面：

资源共享。各个成员可以共享自身拥有的资源，如心理专业人员、心理测量工具、心理干预方案等，以充分利用各自的优势资源。

协作干预。联动网络成员可以在心理危机事件发生时进行协作干预，共同参与干预过程，提供全方位的支持和服务。

信息交流。联动网络成员可以定期举行会议或沟通会，进行心理危机干预经验分享和专业知识交流，以提高整体干预水平。

建立信息共享平台和联动网络有助于促进沟通和协作，提高心理危机干预的效率并改善效果。信息共享平台可以实现心理危机信息的及时传递和共享，使干预团队成员了解最新的干预情况和进展。联动网络则可以形成多方合力，共同应对心理危机，充分利用各自的资源和优势，提高干预的整体水平。

二、成效评估与改进措施

（一）效果评估指标的选择

1. 客观指标

（1）心理健康状况的评估

在心理危机干预联动模式的实施过程中，对参与者的心理健康状况进行客观评估是十分重要的。为了获得客观指标，干预团队可以采用心理测量工具来量化参与者的心理症状变化。常用的心理测量工具包括症状自评量表（SCL-90）、抑郁自评量表（PHQ-9）、焦虑自评量表（GAD-7）等。这些量表可以帮助干预团队了解参与者在心理危机干预前后的心理状态变化，从而客观衡量干预的效果。

心理测量工具的使用应符合科学严谨的标准，确保其信度和效度。在干预开始前，干预团队可以对参与者进行初步的心理评估，记录基线数据。随着干预的进行，定期进行心理评估，比较干预前后的数据变化，以判定干预效果是否显著。同时，干预团队还可以根据评估结果对干预策略进行调整，提高干预的针对性和有效性。

（2）心理危机事件发生率的统计

除了评估参与者的心理健康状况，干预团队还应关注社区心理危机事件的发生率。心理危机事件的统计可以通过社区相关部门的数据记录和报告来获取。干预团队可以与学校、医疗机构、社会心理机构等合作，共享心理危机事件的数据。

在干预开始前，干预团队可以收集一段时间内的心理危机事件数据作为基线数据。在干预进行期间，持续跟踪心理危机事件的发生情况，并将数据进行统计和比较。通过对比干预前后心理危机事件的发生率，干预团队可以客观地评估干预对心理危机事件的影响。如果干预能够显著降低心理危机事件的发生率，则表明干预取得了积极的效果。

（3）干预服务覆盖率的评估

干预服务覆盖率是指干预团队在社区范围内提供服务的覆盖程度。在实施心理危机干预联动模式时，干预团队应当尽可能覆盖更多社区居民，提供心理支持和干预服务。

为了评估干预服务的覆盖率，干预团队可以记录和统计参与者的信息，包括参与者的数量、干预次数、干预时间等。通过这些数据，干预团队可以了解干预服务的覆盖范围和频率，评估干预的广度和深度。

为提高干预服务的覆盖率，干预团队可以采取多种措施，如开展宣传活动、扩大合作网络、提供在线咨询等。定期监测干预服务的覆盖率，并与需求评估结果相结合，确保干预团队的工作真正覆盖到有需要的社区居民，以提高心理危机干预的整体效果。

2. 主观指标

参与者满意度。通过问卷调查或访谈等方式，获取参与者对心理危机干预的满意度和对干预效果的主观评价。

参与者反馈意见。定期收集参与者的反馈意见，了解他们对干预过程的体验、感受和意见，从中发现问题和改进的方向。

（二）数据收集与分析

在数据收集方面，干预团队可以采用定量和定性的研究方法，如问卷调查、访谈、焦点小组等。定量数据可以通过统计学方法进行分析，包括描述统计和推断统计。定性数据可以进行内容分析，提取关键主题和观点。通过数据分析，干预团队可以深入了解干预的实际效果和问题所在。

1. 数据收集方法

在进行数据收集时，干预团队可以采用多种方法，以获取全面且可靠的数据。以下是几种常用的数据收集方法：

问卷调查。干预团队可以设计问卷，包括心理测量量表和干预效果评估问题，用于收集参与者的主观反馈和心理状况信息。问卷调查是一种快速、经济且较为普遍的数据收集方式，可以在大量参与者中收集数据。

访谈。通过面对面或电话访谈，干预团队可以深入了解参与者的体验、感受和观点。访谈是一种深度的数据收集方法，有助于发现一些问卷调查无法涵盖的个体细节和情感反应。

焦点小组。组织干预参与者形成小组进行讨论，从而了解他们的共同体验和观点。焦点小组可以促进参与者之间的互动和启发，帮助干预团队深入理解社区居民对心理危机干预联动模式的看法和感受。

2. 数据分析方法

数据收集后，干预团队需要进行数据分析，以从收集的数据中提取有关心理危机干预联动模式成效的信息。数据分析可以采用定量和定性方法，具体如下：

定量数据分析。对于定量数据，干预团队可以使用统计学方法进行分析。首先，进行描述统计，包括计算均值、标准差、频数等，来总结数据的整体特征。其次，可以采用推断统计方法，如 t 检验、方差分析等，来对干预前后数据进行比较，判断干预的显著性差异。最后，回归分析等方法还可以帮助干预团队确定与心理危机干预成效相关的因素。

定性数据分析。对于定性数据，干预团队可以进行内容分析。通过对访谈和焦点小组等数据的逐行逐段分析，提取其中的关键主题和观点。定性数据分析有助于深入理解参与者的感受和体验，帮助干预团队发现一些潜在的问题和改进方向。

3. 数据分析的实施

在进行数据分析时，干预团队应当确保数据的准确性和完整性。对于定量数据，需要进行数据清洗和验证，排除可能存在的异常值和错误数据。对于定性数据，要进行逐字逐句的内容编码和分类，以确保分析的客观性和可靠性。

同时，干预团队应充分利用数据分析结果，进行干预策略的调整和优化。数据分析结果可以为干预团队提供实质性的反馈和指导，帮助他们更好地了解心理危机干预联动模式的实际效果和问题所在。通过数据分析，干预团队可以不断改进和优化干预工作，提高心理危机干预联动模式的整体水平和效果。

（三）效果评估结果的解读

干预团队应对评估结果进行综合分析和解读。对于客观指标，团队可以比较干预前后的数据变化，判断干预效果是否显著。对于主观指标，团队应梳理参与者的反馈意见，了解干预过程中的优点和不足。同时，团队还需考虑评估结果与实际干预情况之间的一致性，确定成效评估的可靠性和有效性。

1. 客观指标的解读

对于客观指标，干预团队应进行综合分析和解读。首先，团队可以比较心理健康状况等客观指标在干预前后的变化情况。通过统计学方法，如 t 检验或方差分析，判断干预效果是否显著。如果客观指标在干预后有显著改善，那么可以初步认定心理危机干预联动模式对于提升心理健康水平有积极影响。

其次，干预团队应将客观指标的变化与实际干预情况进行对比和分析。比较干预前后心理危机事件的发生率，以及干预服务的覆盖率等指标，以验证干预效果是否符合预期目标。如果干预团队的干预策略和计划与实际成效相符，那么可以得出干预效果较为可靠的结论。

2. 主观指标的解读

对于主观指标，即参与者的满意度和反馈意见，干预团队应认真梳理和分析。主观指标反映了参与者对心理危机干预联动模式的体验和感受，是评估干预服务质量和用户满意度的重要依据。

干预团队可以针对主观指标的反馈意见，总结出干预过程中的优点和不足。参与者的积极反馈意见可以反映出干预团队的专业水平和服务质量，为干预团队树立榜样和学习方向。而消极反馈意见和建议则有助于发现干预过程中存在的问题和改进空间。团队应认真对待参与者的意见，积极改进和优化干预策略，提高干预质量并改善用户体验。

3. 评估结果与实际干预情况的一致性

干预团队还需考虑评估结果与实际干预情况之间的一致性，确保成效评估的可靠性和有效性。评估结果应与实际干预过程和实施计划相一致，反映出干预团队在实际操作中所取得的成绩和挑战。如果评估结果与实际干预情况不一致，干预团队应深入分析原因，查找可能存在的偏差和问题，并寻求解决方案。

（四）反馈与改进

干预团队应积极倾听参与者的反馈意见，对评估结果进行反思和分析。对于评估中发现的问题和不足，团队应及时采取改进措施，调整干预策略和流程。反馈与改进是持续优化心理危机干预联动模式的关键环节，通过不断改进，干预团队可以提升干预效果和服务质量。

收集多样化的反馈意见。干预团队应当主动收集来自不同参与者的反馈意见，包括心理危机干预的受助者、家属、社区机构以及其他干预团队成员。多样化的反馈意见可以帮助团队全面了解干预过程中的优点和不足。

进行有效的反馈分析。团队需要对收集的反馈意见进行仔细分析。这包括识别潜在的问题、发现共性的反馈主题、分辨不同参与者群体之间的差异等。通过深入分析，团队可以得出有效的结论，从而制定针对性的改进策略。

及时采取改进措施。针对评估中发现的问题和不足，团队应立即采取相应的改进措施。这可能涉及调整干预策略、优化服务流程、加强团队合作等。及时改进可以避免问题积累和扩大，确保干预工作的持续优化。

持续监测和反馈。改进措施实施后，干预团队应持续监测其效果，并继续收集参与者的反馈意见。通过持续监测和反馈，团队可以及时了解改进措施的效果，进一步优化和完善干预模式。

开展团队培训与学习。为了提高团队成员的专业水平和干预能力，干预团队应定期组织培训和学习活动。这些培训可以涵盖心理危机干预理论、实践技巧、团队合作等内容，帮助团队成员不断提升自己。

与相关机构合作。干预团队可以积极与其他相关机构合作，如心理学院、社会工作机构、医疗机构等。通过合作，团队可以获得更多专业知识和资源，提高干预的水平和效果。

通过积极倾听反馈意见、及时采取改进措施、持续学习和合作，干预团队可以不断优化心理危机干预联动模式，提升干预效果和服务质量，为社区成员的心理健康和幸福做出更大的贡献。

（五）成效评估的价值

成效评估是社区心理危机干预联动模式的关键环节，具有重要的价值和意义。首先，评估结果可以客观地反映干预的实际效果，为决策提供科学依据。其次，评估结果可以帮助干预团队发现问题和改进不足，提高干预策略的针对性和有效性。最后，持续的成效评估可以增强干预团队的自我认知和学习意识，不断提高干预团队的专业能力和服务水平。

1.成效评估的科学价值

评估干预效果的客观性。成效评估通过客观的数据和指标，对心理危机干预联动模式的效果进行测量和评估，确保评估结果具有科学性和客观性。评估结果可以反映干预对心理危机事件的影响和改善程度，为干预模式的优化提供科学依据。

指导决策与资源配置。成效评估为决策提供重要参考。通过评估结果，决策者可以了解干预模式的成效和问题所在，有针对性地调整资源配置和干预策略，以提高干预效果和服务覆盖率。

推动科学研究与实践创新。成效评估为心理危机干预领域的科学研究和实践创新提供了宝贵的数据和经验。评估结果可以为其他类似项目或研究提供借鉴和参考，推动心理危机干预模式的不断改进和创新。

证明干预效果与价值。成效评估的结果可以有效证明心理危机干预联动模式的实际效果与社会价值。当干预效果显著时，可以增强干预团队的信心和动力，进一步扩大干预范围和影响。

2.成效评估的实践价值

发现优缺点与改进空间。通过成效评估，干预团队可以及时发现心理危机干预联动模式的优点和不足。优点的发现有助于总结和弘扬干预模式中的成功经验；而不足的发现则为改进提供了方向和依据，有助于优化干预策略和服务质量。

提高干预效果与效率。成效评估可以帮助干预团队确定最有效的干预措施和方法，优化干预过程和流程，从而提高干预效果与效率。这将使心理危机干预联动模式更加科学、精准，达到更好的干预效果。

促进资源合理分配。通过成效评估，干预团队可以了解心理危机干预联动模式的服务覆盖率和效果。这有助于更加合理地分配资源，确保干预资源的充分利用和最大化效益。

提升干预团队的专业能力。成效评估可以帮助干预团队认识到自身的专业优势和改进的需要。团队成员可以在评估结果的基础上，有针对性地进行培训和学习，提升专业能力和干预水平。

促进合作与共享。成效评估可以促进干预团队与其他相关机构的合作与共享。通过共享评估结果和经验，不同机构可以相互借鉴和学习，形成更加紧密的合作网络，共同推动心理危机干预工作的开展。

总的来说，社区心理危机干预联动模式的实施与效果评估是一项复杂而重要的工作。通过明确干预流程与指令、建立信息共享平台、选择合适的评估指标以及持续优化改进，可以使干预模式更加贴近实际需求，提高干预效果，有效应对社区心理危机，保障社区居民的心理健康与福祉。同时，该联动模式的实施还需要得到政府和社会的支持与参与，形成全社会共同关注和参与心理健康维护的良好氛围，共同促进社区心理危机干预工作的长期发展与进步。

第三节　社区心理危机干预联动模式的优化与改进

一、资源共享与协作优化

（一）建立联动机制和协作平台

为了优化社区心理危机干预联动模式，可以建立更加紧密的联动机制和协作平台。各个参与机构和组织可以签订合作协议，明确各自在干预中的角色和责任，确保资源的共享和优化利用。同时，建立数字化的协作平台，实现信息的实时传递和共享，方便干预团队之间的沟通与合作。

（二）资源整合与优化配置

针对社区心理危机干预中可能存在的资源短缺和不均衡问题，干预团队应进行资源整合与优化配置。可以通过与社区内其他机构的合作，充分利用各类资源，包括人力、物力和资金等，确保干预工作的持续性和稳定性。优化资源配置，使心理危机干预更加精准地满足社区居民的需求。

（三）建立评估与反馈机制

为了确保资源共享与协作的效果，干预团队可以建立评估与反馈机制。定期对联动机制和协作平台进行评估，了解合作效果和存在的问题。通过参与者的反馈和意见，改进资源整合和配置方案，以更好地满足社区居民的心理危机干预需求。

（四）加强专业培训与交流

为了提升干预团队的专业水平，干预团队可以加强成员的培训与交流。团队成员可以定期参加专业培训和学术交流活动，分享心理危机干预的最新理论和实践经验。这有助于团队成员不断学习和提高，增强干预工作的专业性和有效性。

二、社区居民参与反馈

（一）增强参与意识与积极性

为了优化社区心理危机干预联动模式，应积极增强社区居民参与干预的意识与积极性。可以通过宣传和教育活动，向社区居民普及心理危机干预的重要性和方式。同时，鼓励社区居民参与干预团队的建设和实施，使他们成为干预工作的积极参与者和推动者。

（二）建立反馈渠道与机制

为了听取社区居民的反馈意见，干预团队可以建立反馈渠道和机制。可以开设意见信箱、设立专线电话或线上平台，接受居民的意见和建议。同时，定期组织座谈会或焦点小组讨论，与社区居民面对面交流，了解他们对干预工作的看法和需求。

（三）定期评估与持续改进

干预团队应定期对社区居民的参与情况和反馈意见进行评估。评估结果可以为干预策略的调整和改进提供重要依据。持续改进干预工作，使干预模式更贴近居民的实际需求，增强干预的可持续性和有效性。

（四）倡导社区共建共治

为了更好地融入社区，干预团队可以倡导社区共建共治理念。干预团队与居民共同参与心理危机干预的规划和实施，让社区居民成为心理危机干预的主体和参与者。干预团队还可以组织社区居民参与心理危机干预的志愿者培训，使更多人具备心理支持和帮助他人的能力，形成社区共治的良好氛围。

（五）引入社区文化元素

在干预过程中，干预团队可以引入社区文化元素，使干预更具针对性和可接受性。了解和尊重社区的文化习惯和传统，充分考虑社区居民的文化背景，以确保干预策略的有效性和适应性。在干预活动中，可以结合传统文化活动、节日庆祝等方式，提供心理支持和教育，增强干预的吸引力和影响力。

（六）加强社区宣传与教育

为了使更多社区居民了解心理危机干预联动模式，干预团队可以加强社区宣传与教育工作，还可以通过宣传册、海报、社区广播等形式，向社区居民普及心理危机知识和干预服务的信息。同时，开展心理健康教育活动，提高社区居民对心理健康的重视和意识。

（七）建立长效机制与社区支持网

为了实现心理危机干预联动模式的长效发展，干预团队可以建立长效机制和社区支持网。长效机制包括持续的心理危机干预服务，使社区居民在需要时随时获得支持和帮助。社区支持网则是由干预团队、志愿者和社区居民共同构建的，是一个密切联系的社区网络，能够支持和帮助每个社区成员。

（八）运用技术手段优化干预效果

随着科技的发展，干预团队可以运用技术手段优化干预效果，可以开发心理健康 APP，提供在线心理支持和咨询服务，方便社区居民随时获得帮助。同时，通过社交媒体等平台传播心理健康知识，有助于增强社区居民的心理健康意识。

通过资源共享与协作优化，社区居民的参与反馈，干预团队可以建立一个紧密合作、有效运作的联动网络，共同应对社区心理危机挑战，促进社区心理健康的发展。同时，持续进行成效评估和优化改进，使心理危机干预联动模式不断适应社区的需求，为社区居民提供更加优质的心理健康服务。

第七章　心理危机干预联动模式在机构合作中的应用

第一节　机构合作心理危机干预联动模式的构建

一、不同机构间的合作机制

（一）建立合作协议和框架

1. 合作协议的制定

（1）明确合作目标与原则

在制定合作协议时，首先需要明确心理危机干预联动模式的合作目标和原则。合作目标应该明确指出联动的具体目标和预期成效，如提高社区心理危机干预的及时性、有效性和覆盖率。合作原则是指各机构在联动中应共同遵守的准则，如坚持用户导向、资源共享、信息透明等原则。

（2）明确各方的责任和义务

合作协议还应明确各参与机构在联动中的责任和义务。各机构需要清楚自身在联动中的定位和职责，明确提供的服务内容和资源支持。同时，还需要明确各方对联动成果的共同享有权益，并约定合作期限和退出机制，以保障各方合法权益。

（3）确立协调机制和决策流程

为了确保联动工作的顺利推进，合作协议应明确协调机制和决策流程。可以设立联动领导小组，由各参与机构派代表组成，负责统筹协调联动事务，并定期召开会议进行决策。此外，还需要规定联动工作中的问题解决机制和紧急情况下的决策授权流程，以应对可能出现的困难和突发状况。

（4）建立信息共享和保密机制

信息共享和保密是合作中关键的环节。合作协议应规定各参与机构之间的信息共享机制，确保信息的及时传递和共享。同时，也需要明确有关敏感信息和个人隐私的保护措施，确保合作过程中的信息安全和保密。

2.协作框架的搭建

（1）明确联动组织结构与职责

协作框架需要明确联动的组织结构和各机构的职责分工。联动领导小组作为核心组织，应明确其成员的具体角色和职责，明确负责统筹规划、资源协调、问题解决等任务。同时，各参与机构在联动中的职责和任务也需要明确，以确保联动工作有序推进。

（2）形成资源互补与整合机制

在协作框架中，需要强调资源互补与整合的重要性。各机构应明确自身的专业特长和优势，并在联动中进行资源整合，形成资源的互补效应。例如，医疗机构提供心理治疗资源，社会工作机构提供社会支持资源，心理咨询机构提供专业辅导资源，通过整合这些资源，形成综合性的心理危机干预服务体系。

（3）建立跨机构沟通和协调机制

跨机构沟通和协调是协作框架中的关键环节。为了确保信息的流通和工作的协调，各参与机构可以定期召开联席会议，加强沟通交流。此外，还可以建立线上沟通工具，方便随时进行信息交流和共享。

（4）建立问题解决和冲突处理机制

在联动模式中，难免会遇到问题和冲突，为此需要建立问题解决和冲突处理机制。该机制可以设立问题反馈渠道，各参与机构可以及时向联动领导小组报告遇到的问题和困难，领导小组负责协调解决。对于较为复杂的问题和冲突，可以引入第三方中立机构进行调解和处理，以确保问题得到妥善解决。

（5）规范联动目标的评估与调整

在协作框架中，应规范联动目标的评估与调整机制。定期对联动目标进行评估，分析联动工作的实际情况和效果，及时调整联动策略和措施。评估过程中应考虑干预效果、资源利用情况、居民满意度等多个方面的因素，以提高联动模式的针对性和实效性。

3.原则与目标的明确

（1）坚持用户导向原则

合作心理危机干预联动模式应坚持用户导向原则，即以社区居民的需求和利益为出发点，优先满足他们的心理健康需求。在制定联动目标和计划时，要充分考虑居民的实际需求和意见，确保联动服务的针对性和适用性。

（2）资源共享与互利原则

资源共享与互利是合作心理危机干预联动模式的核心原则。各参与机构应主动分享自身的资源和优势，形成资源互补和整合效应，共同提高干预服务的质量和效果。通过资源共享，不仅可以最大限度地满足社区居民的心理健康需求，还能提升各机构的服务能力和知名度。

（3）信息透明和共享原则

在合作中，信息透明和共享是建立信任和合作基础的关键。各参与机构应及时向其他机构通报相关信息，包括干预工作的进展、资源利用情况、工作成效等。通过信息共享，可以更好地实现沟通与协调，提高联动工作的效率和质量。

（4）责任分担和共同发展原则

在合作心理危机干预联动模式中，各参与机构应共同承担责任，共同推动联动工作的不断发展。在联动过程中，要充分发挥各机构的优势，形成合力，共同解决心理危机干预工作中的难题和挑战。同时，要加强机构间的学习和交流，共同提高心理干预服务的水平。

4. 合作机制的规范

（1）定期联席会议的召开

为了确保各参与机构之间的有效沟通和协作，可以定期召开联席会议。联席会议应包括联动领导小组成员和各参与机构的代表，会议内容涵盖联动工作的进展情况、问题与困难、资源分配等。通过会议，可以及时解决合作中的问题，调整联动策略，确保联动工作的顺利推进。

（2）信息共享平台的建立

为了方便各参与机构之间的信息共享，可以建立信息共享平台。信息共享平台可以是一个数字化的系统，通过网络技术实现信息的实时传递和共享。各参与机构可以在平台上发布自身的工作动态、资源信息、需求和问题，方便其他机构了解和回应。

（3）问题解决机制的建立

在合作过程中，可能会出现各种问题和矛盾。为了及时解决问题，需要建立问题解决机制。设立问题反馈渠道便于各参与机构及时向联动领导小组报告遇到的问题和困难，由领导小组负责协调解决。对于较为复杂的问题和冲突，可以引入第三方中立机构进行调解和处理。

（4）定期评估与调整机制

为了确保联动工作的效果和质量，需要建立定期评估与调整机制。可以定期对联动工作进行评估，分析联动模式的实施情况和效果，发现问题并及时调整。评估可以采用定性和定量相结合的方法，考察干预效果、资源利用情况、居民满意度等多个方面的因素，为联动工作的改进提供依据。

（5）监督与管理机制

为了确保联动工作的规范和有序进行，需要建立监督与管理机制。该机制可以由联动领导小组负责监督和管理联动工作的进展和执行情况。监督与管理包括定期对各机构的工作报告和成果进行审查、现场检查和评估，以及开展对联动工作的满意度调查等。通过监督与管理，可以及时发现问题，推动各机构切实履行职责，确保联动工作的质量和效果。

（二）成立联动领导小组

1. 领导小组的组成与职责

（1）领导小组的组成

联动领导小组应由各参与机构的主要负责人或代表组成，他们应具备一定的决策权和实施能力。领导小组成员的选择应该充分考虑各机构在联动中的重要性和影响力，确保各方利益得到有效代表。同时，还应尽量避免权力过于集中，注重形成多方共治、协商一致的领导格局。

（2）领导小组的职责

领导小组在心理危机干预联动模式中担负着重要的职责和责任：

确定联动目标和计划。领导小组负责制定联动的整体目标和详细计划，明确联动的工作重点和重要任务。

统筹协调联动工作。领导小组负责统筹协调各参与机构的工作，确保各项任务按时落实，资源合理配置，避免重复劳动。

解决合作问题与难题。领导小组负责及时处理合作中出现的问题和难题，协调各方的利益和关系，确保合作顺利推进。

监督与评估联动效果。领导小组应建立联动工作的监督与评估机制，对联动效果进行定期评估，及时调整联动策略和措施。

推动联动发展。领导小组应积极推动联动模式的不断发展与完善，吸纳更多机构参与，扩大联动的覆盖范围和影响力。

2. 领导小组的会议与决策

会议的频率与形式。领导小组的会议应根据工作需要和实际情况进行灵活安排。可以定期召开例会，如每月召开一次，用以汇报工作进展、讨论问题和解决难题。此外，对于重要的决策事项，可以召开临时会议，确保问题得到及时处理。会议可以线上或线下进行，利用现代科技手段召开远程会议，以提高会议效率和便捷性。

会议议程的安排。每次会议前，应提前制定会议议程，明确会议的主要内容和议题。议程一般包括工作汇报、问题讨论、决策事项、资源协调等内容。通过合理安排议程，确保会议的高效性和针对性，避免会议过于冗长和无效。

决策的原则和方式。领导小组的决策应遵循民主、公正、科学的原则。在决策过程中，应充分听取各方意见，形成多方参与、共商共建的决策结果。对于重要决策事项，可以通过投票或达成共识的方式进行决策，确保决策的公正性和合理性。

决策的执行与跟进。领导小组作出决策后，需要及时将决策结果通知相关机构，并督促决策的有效执行。同时，领导小组要跟进决策的实施情况，及时了解工作进展和效果，并对决策的结果进行评估和反馈。对于决策实施中出现的问题和困难，领导小组应协调解决，确保决策的顺利实施。

3. 沟通与协调

与参与机构的沟通交流。领导小组在联动模式中发挥着沟通和协调的关键作用。他们应与各参与机构保持密切的沟通交流，了解各方的需求和意见。可以通过定期召开联席会议、建立线上沟通平台、进行定期座谈等方式，促进各方之间的信息交流和互动。

解决合作中的问题与矛盾。在联动过程中，可能会出现问题和矛盾。领导小组应及时做好问题排查和解决工作，协调各方的利益关系，找到问题的根本原因，提出解决方案。对于较为复杂的问题和矛盾，可以引入第三方中立机构进行调解和处理。

资源的协调与整合。领导小组负责协调和整合各参与机构的资源，确保资源的高效利用和共享。在资源协调过程中，应充分考虑各方的需求和优势，形成资源的互补和优势互补效应。通过资源的协调与整合，可以提高联动工作效率和成效，实现资源的最优配置。

建立问题反馈和解决机制。为了及时解决合作过程中的问题和困难，需要建立问题反馈和解决机制。各参与机构可以向领导小组反馈遇到的问题和困难，领导小组负责协调解决。对于较为复杂的问题，可以成立专门的问题解决小组或引入第三方中立机构进行调解和处理。建立问题反馈和解决机制有助于加强合作的沟通和协调，确保合作顺利进行。

4. 推动联动目标的实现

明确工作计划和时间节点。为了实现联动目标，领导小组应与各参与机构一起制订具体的工作计划，并明确时间节点。工作计划应包括联动工作的具体步骤、任务分工、资源投入等内容，时间节点则是各项工作的完成时限。通过明确工作计划和时间节点，可以推动联动工作有序进行，确保工作进展按计划推进。

资源优化配置与协同合作。领导小组在资源协调与整合中发挥着重要作用。他们应根据各参与机构的资源情况和专业特长，合理配置资源，实现资源的优化配置和协同合作。通过资源优化配置和协同合作，可以提高心理危机干预服务的质量和效率。

定期评估与反馈。领导小组应建立定期评估与反馈机制，对联动工作的进展和效果进行评估。评估可以采用定性和定量相结合的方法，考察干预效果、资源利用情况、居民满意度等多个方面的因素。通过评估结果，及时发现问题并改进，推动联动目标的实现。

（三）制定沟通与协作机制

1. 定期联席会议

定期联席会议是机构间沟通与协作的重要形式之一，也是保障联动工作高效进行的关键机制。该会议的组织形式、频率和议题应根据实际情况合理安排。通常情况下，联席会议可以定期举行，比如每月或每季度召开一次，也可以根据需要临时召开，特别是在重要决策或应急情况下。

在联席会议中，各参与机构的主要负责人或代表可以分享各自的工作进展、成效、困难和需求。会议议题一般包括心理危机干预项目进展情况、资源整合与共享的具体安排、问题解决与风险防控等方面。此外，联席会议还可以提前确定议程，确保会议的高效性和有效性。

在会议过程中，应鼓励各参与机构开放式地讨论和交流，充分表达自己的观点和看法。通过充分沟通，可以促进各机构之间的理解与合作，共同找出问题的解决方案。而领导小组在会议中起着引导和协调的作用，及时作出决策，推动联动工作的顺利进行。

2. 信息共享平台

建立信息共享平台是促进沟通与协作的另一种有效途径。信息共享平台可以采用数字化系统，如网络平台或专门的应用程序，使各参与机构能够实时传递和共享信息。平台应包括信息发布区、资源共享区、问题反馈区等功能板块，确保信息的全面流通。

在信息共享平台上，各机构可以发布自己的工作动态、心理危机干预项目的进展和成效、需要协助的资源等。同时，可以浏览其他机构发布的信息，了解整体工作进展和资源需求。通过信息共享平台，各参与机构能够及时了解对方的工作动态，找到合作和协作的机会。

此外，信息共享平台还可以作为交流和讨论的场所。各机构可以在平台上开设专题讨论区或线上论坛，进行经验交流和问题解答。这有助于增进各机构之间的交流与合作，形成合力应对心理危机干预工作。

3. 线上沟通工具

除了定期联席会议和信息共享平台，线上沟通工具也是有效的沟通与协作方式。在合作过程中，可能存在紧急的情况需要及时解决，或者需要频繁地交流和讨论。这时，线上沟通工具如视频会议软件、即时通信工具等能够发挥重要作用。

通过视频会议，各参与机构可以与不同地点的人员实时连线，进行面对面的交流和讨论。这种交流方式节省了时间和成本，有利于解决跨机构间的紧急问题。即时通信工具如即时消息、群聊等则方便了日常的交流，能够及时传递信息和反馈，促进信息流通与及时协作。

线上沟通工具在应急情况下尤为重要。当面对突发事件或紧急情况时，各参与机构可以迅速召开线上会议，共同商讨解决方案，及时作出决策和调整。这种高效的沟通方式有助于应对突发状况，确保联动工作的顺利推进。

4. 问题解决机制

在机构间的合作过程中，难免会遇到问题和矛盾。为了及时解决这些问题，需要建立问题解决机制。该机制旨在规范问题的反馈和处理流程，确保问题能够得到及时妥善的解决，不影响联动工作的推进。

问题解决机制包括问题反馈渠道和问题处理流程。各参与机构在发现问题或遇到困难时，可以通过指定的反馈渠道向领导小组或联动协调人员报告。领导小组和协调人员在接收反馈后，应及时召开讨论会议，共同分析问题的原因，并制定解决方案。解决方案包括调整工作计划、调配资源、加强协作等措施。问题解决后，应及时向各参与机构进行反馈，并确保问题不再出现或得到有效控制。

问题解决机制的建立有助于减少合作过程中的阻力和冲突，提高合作的灵活性和效率。通过及时解决问题，各参与机构能够更好地专注于心理危机干预工作，提高工作质量和效果。

5. 定期评估与反馈

在联动模式的实施过程中，定期评估与反馈是非常必要的。评估工作的目的是了解联动模式的实施情况和效果，发现存在的问题和不足，为优化和改进工作提供依据。反馈则是将评估结果及时传达给各参与机构，使他们了解联动工作的进展和成效。

评估可以通过定期的自我评估、外部评估或独立第三方评估来进行。各参与机构可以根据联动目标和任务制定评估指标和方法，收集相关数据并分析。评估内容一般包括联动工作的进展情况、资源利用情况、干预效果、参与者满意度等方面。

评估结果的反馈应及时传达给各参与机构，并与他们共同讨论，形成改进和优化措施。各参与机构可以根据评估结果调整工作计划和措施，提高工作效率和质量。同时，联动领导小组应主动接受评估结果的监督和指导，推动问题解决和工作改进。

通过定期评估与反馈，联动模式可以不断进行自我完善和优化，适应社区心理危机干预的需求和变化。评估与反馈的过程还可以增进各参与机构之间的信任与合作，形成共同学习与进步的氛围。

（四）明确联动目标与任务

1.联动目标的确定

明确联动的具体目标是实施心理危机干预联动模式的基础。在建立合作协议和框架的基础上，各机构应共同确定联动的总体目标和具体阶段性目标。例如，总体目标可以是提高社区心理危机干预服务的覆盖率和效果，阶段性目标可以是在一定时间内完成某项具体的联动计划。

2.任务分工与协作

在明确联动目标的基础上，各机构需要明确自身的任务和责任，并进行任务分工与协作。每个机构应根据自身的专业特长和资源优势，确定在联动中的定位和作用。同时，要充分考虑各机构间的协同配合，形成资源的互补和优势互补效应。

3.任务的具体落实

联动目标和任务的实现需要具体的工作计划和落实措施。各机构应根据联动目标，制订详细的工作计划，并明确时间节点和责任人。任务的具体落实需要各机构共同努力，通过定期汇报和评估，确保任务的顺利完成。

4.监督与评估

联动目标和任务的实现需要建立监督与评估机制。各机构应定期对联动工作进行自我评估，发现问题和不足并及时改进。同时，可以引入第三方机构进行独立评估，增强评估结果的客观性和可靠性。通过监督与评估，确保联动目标的实现和工作质量。

二、跨机构资源整合与共享

（一）资源整合与共享机制

跨机构资源整合是建立合作心理危机干预联动模式的核心要素之一。在资源整合与共享机制方面，可以建立具体的合作协议和机制，以确保资源的合理配置和高效利用。

首先，各参与机构可以签订资源共享协议，明确资源整合的具体方式和原则。协议应涵盖资源整合的范围、资源调度的流程、信息共享的方式、责任划分等内容。协议的制定应充分考虑到各机构的需求和优势，确保资源的平等共享和优势互补。

其次，建立资源共享平台是实现资源整合与共享的重要手段。这个平台可以是一个数字化系统，通过网络技术实现资源信息的实时传递和共享。各机构可以在平台上发布自身的资源信息、服务项目、空缺资源等，方便其他机构了解并进行资源调配。同时，平台还可以提供信息交流和沟通的功能，促进合作机构之间的交流和协作。

另外，资源整合与共享机制还包括资源协调员或联络员的设立。这些专门负责资源整合与共享的工作人员，可以协调各机构之间的资源调配和协作。他们可以定期收集和汇总各机构的资源需求和供给情况，根据需求和供给的匹配情况进行资源的调度和安排。

（二）资源分工和优势互补

在资源整合与共享的过程中，各机构应充分发挥自身的专业特长和优势，进行资源分工和优势互补。通过明确各机构的主要职责和贡献，避免资源的重复投入和浪费，实现资源的最优配置。

例如，心理机构提供专业的心理评估、心理咨询和心理治疗服务，医疗机构提供心理药物治疗和身体疾病的治疗，学校提供心理教育和学生辅导服务。各机构在资源整合过程中，可以明确各自的服务范围和优势，将资源重点集中在自身擅长的领域，形成资源的互补效应。

在资源分工和优势互补的基础上，还可以建立联合工作小组或合作团队。这些小组或团队由不同机构的专业人员组成，共同参与联动干预工作。各方的合作有利于充分发挥专业人员的专长，提高心理危机干预的综合效能。

（三）建立资源共享平台

在建立跨机构资源共享平台时，应考虑采用数字化系统，利用现代信息技术实现资源的实时传递和共享。该平台应具备高度的安全性和可靠性，确保机构间信息的保密性和准确性。

1.平台设计与功能

为了满足跨机构资源共享的需求，平台的设计应充分考虑用户友好性和实用性。平台可以分为多个模块，涵盖资源发布、资源查询、交流沟通和信息推送等功能。

资源发布功能。各参与机构可以在平台上发布自身的资源信息，包括心理专业人员的资质和经验、设施设备的情况、提供的服务项目等。资源信息应包含详细的描述和联系方式，方便其他机构了解和获取所需资源。

资源查询功能。其他机构可以通过平台查询各参与机构的资源信息，包括资源的供给情况、空缺情况和需求情况。查询功能应支持灵活的搜索和筛选，使用户能够快速找到所需资源。

交流沟通功能。平台上可以设立交流讨论区或即时通信工具，使各机构之间可以进行实时交流和协商。这样可以解决一些紧急问题和突发情况，并促进更深入的合作和共识达成。

信息推送功能。平台可以根据用户的需求，推送相关的资源信息和动态。例如，当有新的资源发布或需求出现时，平台可以通过邮件或短信提醒各机构及时了解和回应。

2.安全保障和权限管理

建立资源共享平台涉及大量的信息交流和数据存储，因此必须重视平台的安全保障和权限管理。平台应采用先进的加密技术，确保用户的信息和数据在传输和存储过程中得到保护。同时，平台应根据用户的身份和角色设立不同的权限，保障信息的可控性和机构间的隐私保护。

在资源共享平台中，各参与机构需要进行身份验证和注册，获得相应的权限后才能使用平台的功能。平台管理员应对用户进行认证和审核，确保平台的合法使用和信息的真实性。

3.平台推广和培训

为了确保平台的广泛应用和有效运行，还需要进行平台的推广和培训工作。平台管理员可以定期举办培训活动，向各机构的工作人员介绍平台的功能和操作方法。培训可以通过线上和线下相结合的方式进行，以确保尽可能多的机构了解并使用平台。

同时，可以通过宣传推广的方式宣传平台的优势和作用，吸引更多机构参与到跨机构资源共享的行列中来。

4.数据分析与优化

平台应具备数据分析和统计功能，对平台的使用情况和资源情况进行定期分析。通过数据分析，可以了解平台的活跃度和资源的供需情况，为资源的优化配置和平台的不断升级提供数据支持。此外，平台的运行过程中可能会遇到一些问题和需求，需要根据用户的反馈和数据分析进行及时优化和改进。平台管理员可以定期收集用户的反馈意见，以及时解决用户的问题和改善平台的使用体验。

通过平台的设计和功能优化，建立安全保障和权限管理，进行平台的推广和培训，以及数据分析与优化，能够促进跨机构资源的高效共享与合作，提高心理危机干预的综合效能。

（四）共同制定服务标准和流程

跨机构合作心理危机干预联动模式需要明确的服务标准和流程，以确保服务的连贯性和高效性。各机构可以共同制定服务标准和流程，并在联动工作中共同遵循和执行。

首先，建立统一的服务标准是保障联动干预质量的关键。服务标准包括心理危机干预的服务内容、服务对象、服务流程、干预时限等。通过明确统一的服务标准，可以使各机构在联动工作中做到目标一致、方向一致，提高干预工作的效果和效率。

其次，制定明确的服务流程是确保联动干预工作有序推进的保障。服务流程包括联动干预的开始阶段、实施阶段和结束阶段的具体步骤和时间安排。例如，确定干预对象的评估和筛选流程、确定联动干预计划和措施的制定流程、干预效果评估的流程等。各机构应按照流程的要求，有序推进联动干预工作，确保各项任务按时完成。

同时，建立质量评估机制是服务标准和流程有效执行的保障。通过定期对联动干预的质量进行评估，可以发现存在的问题和不足，并及时改进和优化。质量评估可以采用定性和定量相结合的方法，收集干预效果、服务满意度等数据，以客观的数据为依据，提供改进干预工作的指导意见。

（五）优化资源配置和调度

跨机构资源的优化配置和调度是心理危机干预联动模式成功实施的关键。通过优化资源的配置和调度，可以确保资源能够最大限度地满足社区居民的需求，提高干预的效果和覆盖范围。

首先，干预团队可以根据社区居民的实际需求，制定优先级和紧急程度，对资源进行合理配置。例如，当突发事件或重大心理危机发生时，干预团队可以迅速调动资源进行紧急干预。而对于一般心理问题，可以根据不同干预阶段和需求，适时调整资源的配置。

其次，干预团队可以根据资源的利用情况和干预效果进行动态调度。根据实际情况，对资源进行优化配置，确保资源的最大化利用。同时，根据干预效果的评估结果，及时调整干预策略和措施，提高干预的针对性和有效性。

最后，优化资源配置和调度还需要考虑到人力、物力和时间的合理利用。在资源配置过程中，需要充分考虑到各机构的实际情况和可行性，避免资源的浪费和不必要的重复投入。

通过建立资源整合与共享机制、资源分工和优势互补、资源共享平台、共同制定服务标准和流程以及优化资源配置和调度，各机构能够充分利用各自的专业优势和资源，形成合力，提高心理危机干预的综合效能。

第二节　机构合作心理危机干预联动模式的实施与效果评估

在实施机构合作心理危机干预联动模式时，需要采取一系列具体策略，以确保联动顺利进行并取得良好的效果。

一、明确分工与责任

在机构合作心理危机干预联动模式的实施中，明确各机构间的分工与责任是确保联动有效进行的基础。不同机构具有不同的专业背景和资源优势，因此需要合理分配任务，发挥各自的优势。以下是一些常见的分工与责任：

1. 心理机构

负责心理评估、咨询和治疗等心理干预服务。心理机构可以提供专业的心理评估工具和技术，对社区居民进行心理状况的评估和诊断，提供相应的心理咨询和治疗服务。

2. 医疗机构

负责医学干预和心理药物治疗。医疗机构可以提供必要的医学检查和药物治疗，针对一些心理问题和疾病进行干预和治疗。

3. 社区服务机构

负责社区心理健康宣传和教育。社区服务机构可以组织心理健康教育活动，增强社区居民的心理健康意识，促进心理危机的早期发现和干预。

4. 学校机构

负责学校心理辅导和教师培训。学校机构可以为学生提供心理辅导服务，帮助他们解决学习和生活中的心理问题。同时，为学校教师进行心理健康培训，提高教师的心理辅导能力。

5. 社会组织和志愿者团队

负责社区心理支持和康复工作。社会组织和志愿者团队可以组织心理支持活动，为社区居民提供情感支持和康复服务。

6. 政府部门

负责政策支持和资源保障。政府部门可以出台相关政策和规划，支持心理危机干预工作。同时，提供必要的资金和设施保障，确保联动工作的顺利开展。

在明确分工和责任的基础上，各机构应密切配合，协同工作，形成一个高效协调的联动模式，实现资源的最优配置和协同效应。

二、建立联动领导小组

在机构合作心理危机干预联动模式中，建立联动领导小组是为了确保联动的有效协调和推动工作的顺利进行。联动领导小组由各参与机构的主要负责人或代表组成，他们应具备决策权和实施能力。该小组的职责主要包括以下几个方面：

1. 统筹协调联动活动

联动领导小组负责整体协调和推动联动模式的实施。他们应定期召开会议，汇报工作进展，制订决策方案，并协调各机构的工作。

2. 制订具体计划和目标

联动领导小组应根据联动协议和框架，制订具体的工作计划和目标。明确联动的时间表和阶段性目标，确保工作的有序推进。

3. 解决合作中的问题和难题

在联动模式的实施过程中，难免会遇到各种问题和挑战。联动领导小组应及时解决合作中的问题，协调各方的意见，推动问题的妥善处理。

4. 推动联动目标的实现

联动领导小组是推动联动目标实现的关键力量。他们应带领各机构共同努力，落实联动计划和措施，确保各项工作按时高质量完成。

5. 监督和评估工作进展

联动领导小组负责监督和评估联动工作的进展情况。定期对联动模式的实施情况和效果进行评估和反馈，及时发现问题并改进。

6. 促进交流与共识

联动领导小组应促进各机构之间的交流和共识达成。通过定期会议和沟通，形成共同认知和理解，加强联动成员间的信任和合作。

7. 提高联动的透明度

联动领导小组应保持联动工作的透明度，及时向各参与机构通报工作进展和决策结果，确保联动成员对工作情况有清晰的了解。

建立联动领导小组有助于将各参与机构凝聚在一起，形成统一的领导和指挥体系，推动联动模式的顺利实施。

三、效果评估与问题解决

实施机构合作心理危机干预联动模式后，对其效果进行评估是十分必要的。通过有效的评估，可以了解联动模式的实际效果，发现问题并及时解决。以下是效果评估与问题解决的一些建议：

1. 制定评估指标与方法

在实施联动模式前，联动领导小组应与各参与机构一起制定评估的指标与方法。评估指标包括心理干预效果、参与者满意度、干预事件发生率等。评估方法可以采用定量和定性相结合的方式，包括问卷调查、访谈、焦点小组讨论等。

2. 定期评估与反馈

评估应定期进行，可以每半年或每年进行一次。评估结果应及时向联动领导小组和参与机构反馈，共同分析问题所在，找出影响联动效果的因素。

3. 发现问题并解决

在评估过程中，可能会发现一些问题和不足。联动领导小组应及时对评估结果进行分析，找出问题的原因，并制定相应的改进措施。解决问题的过程也是不断优化联动模式的过程。

4. 收集参与者的反馈意见

参与者的反馈意见对于评估联动模式的效果至关重要。可以通过问卷调查、访谈等方式，了解参与者对联动模式的满意度和建议，以便改进和优化联动模式。参与者的反馈可以帮助发现模式中存在的问题，了解干预过程中的体验和感受，为进一步提高服务质量提供重要参考。

第三节　机构合作心理危机干预联动模式的问题与挑战

一、潜在问题与应对措施

在机构合作心理危机干预联动模式的实施过程中，可能会面临一些潜在问题，这些问题需要得到及时的应对措施。

（一）沟通与协调问题

1. 问题描述

沟通与协调是机构合作心理危机干预联动模式中最为关键的环节之一。然而，不同机构之间可能存在多样化的交流问题，这些问题会导致信息传递不及时、沟通不畅、意见不一致等，从而降低联动模式的协作效率和服务质量。

问题 1：信息传递不及时。由于各机构之间的信息交流渠道不够畅通，有时候重要的信息无法及时传达给相关人员，导致联动活动出现滞后或错失时机。

问题 2：沟通不畅。不同机构可能存在沟通方式和习惯的差异，或者沟通流程不够规范，这会导致交流时产生误解、理解不清等问题，影响联动模式的顺利实施。

问题3：意见不一致。由于各机构拥有不同的专业背景和角度，可能在联动策略和计划上产生意见分歧，导致决策过程烦琐、效率低下。

2.应对措施

为了解决沟通与协调问题，干预团队可以采取一系列应对措施，从而提高联动模式的协作效率和执行力。

（1）建立定期的联席会议

定期召开联席会议是一种有效的沟通与协调机制。会议由联动领导小组组织，周期可以根据联动模式的需求和项目进展来确定。会议的主要目的是使各机构分享工作进展、讨论遇到的问题，并作出相应决策。通过面对面的交流，及时解决问题，凝聚共识，提高沟通效率。

（2）建立线上沟通工具

除了定期联席会议，线上沟通工具也是一种便捷的交流方式。通过即时通信软件、在线会议等工具，可以实现实时交流，方便各机构之间随时联系和解决问题。线上沟通工具特别适用于处理一些紧急情况和需要频繁交流的场景，能够加快问题解决的速度。

（3）成立联动领导小组担任协调者的角色

联动领导小组是沟通与协调的核心力量。该小组由各机构的主要负责人或代表组成，负责统筹协调联动活动，解决合作过程中的问题和难题。领导小组可以根据各机构的专业特长和优势，明确资源的分工和协作方式，帮助解决各种沟通和协调问题，提高联动模式的执行力和效率。

（4）建立问题解决机制

面对沟通与协调中的问题，建立问题解决机制是必要的。该机制包括问题反馈渠道、问题处理流程等。各机构可以在发现问题后及时向领导小组或联动协调人员报告，并按照约定的流程进行协商和解决。这样有助于及时发现和解决潜在的问题，保持联动模式的顺利进行。

（二）资源不均衡问题

1.问题描述

资源不均衡是机构合作心理危机干预联动模式中常见的问题之一。不同机构可能在专业人员、设施设备、经费等方面存在差异，导致某些机构资源丰富而其他机构资源匮乏。这种资源不均衡会影响联动模式的服务质量和效果，甚至造成一些机构无法充分发挥自身优势，影响干预成效。

2.应对措施

为了解决资源不均衡问题，干预团队可以采取一系列应对措施，从而实现资源的最优配置和互助互补，提高联动模式的服务综合效能。

（1）充分评估各机构的资源情况

在建立联动模式之前，干预团队应充分了解各参与机构的资源情况。通过综合评估各机构的专业人员数量、设施设备配置、经费支持等方面的情况，可以全面了解各机构的资源优势和短板。同时，评估还可以帮助确定各机构在联动模式中的定位和责任，合理分工，避免资源冗余和浪费。

（2）明确资源分工和优势互补

在评估各机构的资源情况后，干预团队应根据评估结果明确资源分工和优势互补策略。即根据各机构的专业特长和资源优势，合理划分干预任务，使每个机构在联动模式中发挥最大的作用。例如，资源丰富的心理机构承担心理评估和咨询服务，医疗机构提供心理药物治疗，学校开展心理教育和辅导活动。通过明确资源分工和优势互补，可以形成一个资源协同、优势互补的联动合作网络。

（3）资源整合与共享机制

为了实现资源的最优配置和互助互补，可以建立资源整合与共享机制。通过资源共享平台，各机构可以发布自己的资源信息和服务项目，同时了解其他机构的资源和动态，便于进行资源调度和协作。资源整合与共享机制可以促进各机构之间的资源交流和互动，实现资源的有效整合和充分利用。

（4）确保资源调配的公平性和灵活性

在资源调配过程中，应确保公平性和灵活性。公平性指的是根据实际需求和贡献情况，公平地分配资源，避免某些机构过度集中资源，而其他机构处于资源匮乏的状态。同时，应保持灵活性，随时根据干预需求和紧急情况进行资源调配，确保干预工作的顺利进行。

通过以上应对措施，干预团队可以克服资源不均衡的问题，实现资源的合理配置和协同作用，提高心理危机干预联动模式的综合效能，从而为社区居民提供更优质的心理支持与服务。

（三）信息共享与隐私保护问题

1. 问题描述

在机构合作心理危机干预联动模式中，资源共享和信息交流是必不可少的。然而，涉及个人隐私和机构敏感信息的保护问题可能引发参与机构的担忧和不安。各机构之间需要共享一定的信息，但又必须保护个人隐私和敏感数据，因此如何平衡信息共享与隐私保护成为一个关键问题。

2. 应对措施

为了解决信息共享与隐私保护问题，干预团队可以采取一系列应对措施，保障信息共享的安全性和合法性，同时保护个人隐私和敏感数据。

（1）建立严格的信息保护和隐私保密机制

干预团队应建立严格的信息保护和隐私保密机制，确保所有涉及的信息都得到妥善保管和管理。该机制包括信息访问权限的管理、信息存储和传输的加密措施、信息使用和共享的审查流程等。同时，对于涉及个人隐私和敏感数据的信息，应设立更高级别的保密措施，只有获得授权的人员才能访问和使用这些信息。

（2）遵守法律法规和行业准则

在信息共享过程中，干预团队必须遵守相关的法律法规和行业准则，特别是个人隐私保护相关的法规。例如，要遵循数据保护法规，确保个人信息的合法获取和使用，严禁未经授权的信息收集和传播行为。同时，要确保共享的信息符合相关法律法规和行业准则，避免信息共享过程中的违规行为。

（3）明确共享信息的范围和用途

在进行信息共享时，需要明确共享信息的范围和用途，明确共享的目的和意义。干预团队应与各参与机构达成共识，确保共享的信息仅限于达成联动目标和服务需求所必需的范围。同时，不得擅自将共享信息用于其他方面，保护信息的合法性和安全性。

（4）加强信息共享参与机构的安全意识

干预团队应加强对参与机构的安全意识培训，提高其对信息共享与隐私保护重要性的认识。各参与机构应了解信息共享的目的和好处，同时明确保护个人隐私和敏感数据的责任。通过加强安全意识培训，可以减少信息共享中的不当行为和操作失误，增强信息共享的安全性和可靠性。

通过以上应对措施，干预团队可以在保护个人隐私和敏感信息的前提下，实现信息共享和交流，确保联动模式的高效运作和服务质量。同时，保护信息共享参与机构的合法权益，增强他们对联动模式的信心和支持。

二、合作模式的灵活性与创新

（一）灵活性的重要性

机构合作心理危机干预联动模式的实施需要具备一定的灵活性。因为不同社区和地区的心理危机特点各异，且社会环境、资源分配等情况会发生变化，所以灵活应对是保持联动模式持续有效的关键。

1.灵活性的重要性

机构合作心理危机干预联动模式的实施需要具备一定的灵活性。灵活性是指在联动模式的设计与执行过程中，能够根据实际情况作出相应的调整和变化，以适应不同社区和地区的心理危机特点、社会环境以及资源分配等变化。灵活性的重要性体现在以下几个方面：

适应不同社区心理危机特点。不同社区的心理危机特点存在差异，包括心理问题类型、发生频率、紧急程度等方面。灵活性使联动干预团队能够根据具体社区的情况针对性地调整干预策略和服务模式。这样，心理危机干预联动模式可以更加精准地满足不同社区的需求，提高干预效果和社区居民的满意度。

适应社会环境的变化。社会环境是动态变化的，经济状况、政策法规、社会文化等方面的变化都可能影响心理危机的产生和干预需求。灵活性使联动干预团队能够根据社会环境的变化做出相应调整，保持干预策略的时效性和适应性，使联动模式能够持续有效地发挥作用。

资源配置的灵活性。不同机构之间的资源配置可能随时发生变化，如人员调动、设施更新等。灵活性使联动干预团队能够灵活调整资源配置，充分利用各机构的优势和特长，实现资源的最优配置和互补，提高干预的效能和服务质量。

2. 灵活性的体现

在实际的心理危机干预联动模式中，灵活性体现在多个方面，包括但不限于以下几点：

资源配置的灵活性。在联动模式的实施过程中，干预团队应根据实际情况灵活调整资源的配置。例如，如果某个社区的心理卫生设施设备较为完善，则可以将重点资源投入到其他资源不足的社区，以实现资源的合理调配和充分利用。

服务方式的灵活性。不同社区的居民可能对心理危机干预服务有不同的需求和接受程度。干预团队应根据社区居民的反馈和需求，灵活调整服务方式。例如，在一些社区可以采用集体心理教育和辅导的方式，而在另一些社区可能需要更多的个体化心理咨询和治疗。

干预策略的灵活性。心理危机干预需要因人因地施策，干预团队应根据个体的心理状况和需求制定灵活的干预策略。例如，对于心理危机程度较轻的个体，可以采用心理教育和支持的方式进行干预；对于心理危机程度较重的个体，需要较为专业的心理咨询和治疗。通过灵活调整干预策略，可以更好地满足不同个体的需求，提高干预的有效性。

社区参与反馈的灵活性。灵活性还体现在积极促进社区居民的参与和反馈。干预团队应主动与社区居民进行沟通，了解他们的需求和意见。在干预过程中，可以根据居民的反馈及时调整干预计划，有针对性地改进干预措施，确保干预的实效性和针对性。

制定长期规划和灵活调整。在建立机构合作心理危机干预联动模式时，不仅需要有长期规划，还需要保持灵活性来适应未来的变化。在规划阶段，干预团队可以考虑设立适应性强、可扩展性好的措施，使联动模式具备应对未来挑战和需求的能力。随着实施的推进，干预团队应不断对联动模式进行评估和反思，及时调整和改进，确保其持续有效。

（二）创新的意义

在合作心理危机干预联动模式中，创新是促进模式持续发展的重要动力。通过不断创新，可以提高干预的质量、增加服务的多样性，适应社区居民的不同需求，并开拓更广阔的服务领域。

1. 创新的意义

在合作心理危机干预联动模式中，创新是至关重要的，它为模式的持续发展和提升效能提供了重要的动力。创新的意义在于：

（1）提高干预质量

创新能够推动心理危机干预方法和技术的不断更新和优化，从而提高干预质量。通过引入最新的心理学理论和研究成果，干预团队可以制订更科学、更有效的干预方案，提高干预效果。

（2）增加服务多样性

创新鼓励不同机构尝试多样化的服务项目，丰富心理危机干预的内容和形式。例如，可以开发基于互联网技术的心理支持平台，提供线上心理咨询和支持；也可以开设心理健康培训课程，增强社区居民的心理健康意识和应对能力。这样能够满足社区居民多样化的需求，提高服务的针对性和适应性。

（3）适应社区居民需求

创新能够帮助干预团队更好地了解社区居民的需求，并根据需求做出相应调整。通过与社区居民密切互动，听取他们的意见和反馈，干预团队可以更准确地把握居民的需求，提供更符合实际需求的服务。

（4）探索新的服务领域

创新鼓励干预团队不断拓展服务领域，开拓新的服务形式。例如，可以探索心理危机预防领域，开展心理健康教育和宣传活动；也可以关注心理危机后的康复和支持，提供心理社会支持服务。能够可以满足社区居民在心理危机不同阶段的需求，全面提升心理危机干预服务的覆盖范围和影响力。

2.创新的方式

在合作心理危机干预联动模式中，可以通过以下方式来促进创新：

（1）引入新技术与方法

创新可以通过引入新的技术与方法来实现。例如，可以利用人工智能和大数据技术，开发智能化的心理评估工具；也可以利用虚拟现实技术，提供沉浸式的心理治疗体验。这些新技术与方法能够提高干预的精准性和效率，为心理危机干预带来新的可能性。

（2）与科研机构合作

与科研机构合作是推动创新的重要途径。干预团队可以与心理学研究机构或大学合作，开展合作研究项目，深入探索心理危机干预的前沿问题，从科学研究的角度不断优化干预方案。

（3）鼓励跨界合作

跨界合作是创新的源泉之一。干预团队可以与其他领域的机构合作，如社会工作机构、文化艺术机构等，共同开展跨界合作项目。这样可以将不同领域的专业知识和资源融合在一起，为心理危机干预带来新的思路和方法。

（4）重视实践经验总结

创新不仅来自科技的发展，也来自实践的经验总结。干预团队应重视实践经验的总结和反思，在实践中发现问题和挑战，并积极探索解决方案。通过不断总结和分享实践经验，干预团队可以获得宝贵的启示和经验教训，推动联动模式完善和发展。

（5）社区参与和居民反馈

创新需要紧密关注社区居民的需求和反馈。干预团队应积极开展社区参与活动，邀请居民参与干预计划的制订和实施，充分听取他们的意见和建议。社区居民的参与和反馈可以帮助干预团队更好地了解社区的实际需求，及时调整和优化干预方案，提高干预的针对性和适应性。

（6）建立学习型团队

创新需要建立学习型团队，鼓励团队成员持续学习和探索。干预团队可以定期组织培训和学术交流活动，提高团队成员的专业水平和创新能力。同时，也可以鼓励团队成员主动学习其他领域的知识，拓宽视野，为心理危机干预带来新的思维和观点。

（7）建立创新奖励机制

为了促进创新，干预团队可以建立创新奖励机制，鼓励团队成员提出新的想法和方案。通过设立创新奖项，表彰在心理危机干预领域做出突出贡献的个人和机构，激励更多人参与到创新中来。

3. 创新带来的优势

创新为机构合作心理危机干预联动模式带来了许多优势，这些优势对于提高干预效果和服务质量具有重要意义。

提高干预效果。创新可以推动干预方法和技术的不断更新和优化，从而提高干预效果。通过引入新技术和方法，干预团队可以更准确地评估心理危机，制订更科学的干预计划，提高干预的精准性和有效性。

满足多样化需求。创新可以丰富心理危机干预的内容和形式，满足社区居民多样化的需求。通过开展多样化的服务项目，如线上心理咨询平台、心理健康培训课程等，可以更好地满足社区居民在心理危机干预方面的不同需求。

推动联动模式发展。创新鼓励干预团队不断拓展服务领域，开拓新的服务形式，推动联动模式的发展。通过与科研机构合作、跨界合作等方式，干预团队可以为心理危机干预带来新的思路和方法，促进联动模式的不断完善和创新。

提高社区认知和接受度。创新有助于提高社区对心理危机干预的认知和接受度。通过引入新技术和服务项目，干预团队可以吸引更多社区居民参与干预，提高干预的覆盖率和影响力。

4. 创新的挑战与应对

在推动创新的过程中，干预团队可能会面临一些挑战。要有效应对这些挑战，确保创新的顺利进行。

技术和资源限制。创新可能面临技术和资源的限制。例如，新技术的引入需要大量的投入和支持，而有些机构面临资源有限的情况。当面对这些限制时，干预团队可以通过资源整合与共享机制，与其他机构合作，共同推动创新项目的实施。

风险与不确定性。创新涉及风险与不确定性，有些创新项目可能面临失败的风险。当面对风险和不确定性时，干预团队需要进行充分的风险评估和准备，制定应对策略，确保创新项目的可行性和稳健性。同时，也要鼓励团队成员保持积极的创新态度，对可能出现的失败或挑战保持开放的心态，从失败中吸取经验教训，不断调整和改进创新方案。

文化和观念障碍。创新可能面临文化和观念上的障碍。有些机构和个人对新的干预方法和技术持保守态度，担心其可行性和有效性。当面对这些障碍时，干预团队可以通过加强宣传和教育，提高人们对创新的认知和理解。同时，也可以通过与持开放态度的机构和专业人士合作，逐步推动创新的推广和普及。

创新与传统的平衡。创新与传统之间可能存在平衡问题。虽然创新能够推动心理危机干预的发展，但传统的经验和方法同样具有重要价值。在推动创新的同时，干预团队应尊重传统的经验和方法，充分借鉴传统的优点，确保创新和传统之间的良好平衡。

参与机构的协调与合作。在推动创新的过程中，涉及多个机构的协调与合作是关键。不同机构有不同的利益和目标，可能存在合作意愿和意见的不一致。当面对这些挑战时，干预团队需要建立起有效的沟通渠道，加强合作伙伴间的互信和理解，共同制定和执行创新项目，并确保各方的利益得到平衡和满足。

5. 创新的实践案例

（1）基于互联网技术的心理支持平台

在某个地区，心理危机干预团队结合互联网技术，开发了一套基于互联网的心理支持平台。该平台提供线上心理咨询和支持服务，社区居民可以通过手机或电脑进行在线咨询，随时随地获取心理支持。干预团队在平台上设立专业心理咨询师的账号，定期在线开展心理咨询服务，同时设置心理健康知识库和心理测试功能，让居民可以自主获取心理健康信息和进行自我评估。

该创新项目有效地解决了社区心理卫生资源不足的问题，提高了心理支持的覆盖范围和便捷性。通过平台收集用户反馈和评价，干预团队不断优化平台功能和服务，提高平台的用户体验，使得更多社区居民愿意通过平台寻求心理支持。

（2）跨界合作的心理健康教育项目

在另一个地区，心理危机干预团队与社会工作机构合作开展心理健康教育项目。该项目通过结合社会工作机构的社区资源，开展心理健康教育和宣传活动，向社区居民传播心理健康知识和应对技巧。

该创新项目在传统的心理危机干预模式基础上，进一步拓展了服务领域，通过心理健康教育，增强社区居民的心理健康意识和能力，预防心理危机的发生。干预团队与社会工作机构共同协调和推进项目的实施，确保项目的有效执行和推广。

这两个实践案例展示了创新对机构合作心理危机干预联动模式的重要意义。通过不断创新，干预团队能够提高干预的质量和效果，满足社区居民的多样化需求，拓展服务领域，推动联动模式的持续发展。同时，也需要认识到创新过程中可能面临的挑战，并采取相应的措施和策略进行应对。通过创新和合作，机构合作心理危机干预联动模式将更好地为社区居民提供心理支持和帮助，促进心理健康的提升和社区的发展。

第八章 心理危机干预联动模式的可持续发展

第一节 心理危机干预联动模式的可持续发展策略

心理危机干预联动模式的可持续发展是确保该模式长期有效运行并不断适应社区需求的重要目标。为实现可持续发展，需要制定相应的策略，涵盖资源保障、管理与组织、专业培训与人才储备等方面。

一、资源可持续保障策略

（一）多元化筹措资源

为了保障心理危机干预联动模式的可持续发展，需要实施多元化的资源筹措策略。一方面，可以积极争取政府支持和社会捐赠，增加项目的经费来源。政府在社会心理健康领域发挥着重要作用，通过争取政府的财政拨款和政策支持，可以获得更稳定的资金来源。另一方面，积极争取企业、公益基金会、慈善机构等社会组织的捐赠和赞助，以及各类社会募捐活动，也是重要的资源筹措途径。

在资源筹措过程中，需要做好宣传和推广工作，向社会传递项目的价值和意义，增强社会对心理危机干预的认知和支持。同时，建立良好的社会关系网络，与潜在合作伙伴建立合作关系，共同寻求资源筹措的途径。

（二）建立长效合作机制

为确保资源的可持续供应，可以建立长效合作机制。与政府部门、相关机构以及潜在合作伙伴签订长期合作协议，明确各方的责任和义务。通过建立长期合作机制，可以确保资源的持续供应，推动联动模式的持续发展。

在与政府部门合作时，可以参与政府的社区心理健康规划和项目申报，争取纳入政府相关计划，从而获得政府的支持和资助。与相关机构合作时，可以建立联合工作组或专家委员会，共同研究和制定联动模式的发展规划和实施方案。与潜在合作伙伴合作时，可以签署合作协议，明确资源共享和分工合作的方式，确保资源的有效整合和协作。

（三）资源优化配置

合理优化资源配置也是可持续发展的关键策略。通过资源整合与共享，实现资源的优化配置和互助互补。各机构应根据自身的专业特长和资源优势，确定在联动中的定位和责任，避免资源的浪费和冗余。

在资源配置过程中，需要充分了解各机构的资源状况，包括专业人员、设施设备、资金等方面的情况。同时，要充分发挥各机构的优势，形成资源的互补效应。例如，心理机构提供专业的心理评估和咨询服务，医疗机构提供心理药物治疗，学校提供心理教育和辅导，通过资源的整合和共享，形成一个综合性的心理危机干预服务体系。

在资源配置过程中，还需要注重公平和公正原则，避免出现资源不均衡的情况。各机构应平等分享资源，共同为社区居民提供高质量的心理危机干预服务。

二、专业培训与人才储备策略

（一）不断提升团队专业水平

为确保联动模式的可持续发展，必须不断提升团队的专业水平。定期组织专业培训和学习交流活动，使团队成员了解最新的心理危机干预理论和技术，提高干预的水平和质量。培训内容可以包括心理危机干预的最新理论、干预技术、危机评估工具的应用、群体干预技巧、应对特殊人群的策略等方面。通过专业培训，团队成员可以不断更新自己的专业知识，提升技术能力，保持专业的前沿性和敏锐性。

同时，鼓励团队成员参加专业认证和学术研讨活动，如心理危机干预相关的认证考试、心理学学术会议等。专业认证可以证明团队成员的专业水平和能力，学术研讨活动可以拓宽团队成员的学术视野，增进专业交流与合作。鼓励团队成员积极参与学术发表和研究项目，推动心理危机干预领域的学术发展。

（二）建立人才储备机制

建立人才储备机制是实现专业培训与人才储备的重要手段。首先，要制订人才储备计划，明确团队成员的培训需求和发展方向。根据联动模式的发展规划和目标，确定所需的专业人才类型和数量及其职责和岗位要求。制订人才储备计划时，要充分考虑联动模式的长远发展，确保有足够的专业人才储备。

其次，建立人才库，定期对团队成员进行评估和选拔，发掘潜在的优秀人才。人才库可以包含团队成员的基本信息、专业背景、培训记录、工作经验等内容。通过对团队成员的综合评估，选出具备潜力和发展潜力的人才，进行进一步培养和发展。同时，建立人才库也有助于及时了解团队成员的动态和需求，根据实际情况进行人才调配和安排。

（三）优化团队结构

随着联动模式的发展，团队成员的角色和职责会发生变化。为了实现专业培训与人才储备的持续发展，需要优化团队结构。首先，要根据联动模式的需求，合理配置团队成员，确保团队具备多样化的专业技能和经验。不同机构的参与，可能涉及心理专业人员、医务人员、教育工作者等不同领域的专业人才。优化团队结构可以充分发挥各机构的优势，形成资源互补和优势互补，提高联动模式的综合服务能力。

其次，要鼓励团队成员在工作中不断学习和成长，担任更具挑战性的角色，提高团队的整体素质。为团队成员提供广阔的发展空间和晋升渠道，激发其积极性和创造力。通过激励和培训，鼓励团队成员不断发展自己的专业技能和领导能力，为联动模式的可持续发展做出更大的贡献。

（四）建立导师制度

建立导师制度是促进专业培训与人才储备的有效方式。通过设立导师制度，新加入的团队成员可以得到导师的指导和帮助，快速适应团队工作。导师可以为新人员提供指导和支持，帮助他们熟悉联动模式的工作流程和规范，了解团队的运行机制和文化。同时，导师可以分享自己的专业经验和知识，促进新人员的学习和成长。

导师制度可以促进知识和经验的传承，提高团队整体的稳定性和凝聚力。在导师制度中，导师和学员之间建立了良好的师徒关系，导师在工作中充当了榜样和引路人的角色，帮助新人员更好地融入团队并提高工作效率。同时，新人员也可以通过与导师的交流，学到更多实战经验和专业技能，快速成长为合格的心理危机干预专业人员。

导师制度的建立需要有明确的指导方针和管理机制。首先，要设立导师岗位，并明确导师的职责和义务。导师应具有丰富的工作经验和专业知识，具备良好的教学和指导能力。其次，导师和学员应根据实际情况进行合理搭配，确保导师的能力和学员的需求相匹配。导师和学员之间应保持密切的交流和沟通，定期进行学习和工作情况的回顾和总结。

通过导师制度，可以实现团队成员的有效培训和人才储备。团队成员在导师的指导下，可以更好地适应联动模式的工作环境，提高工作效率和工作质量。同时，导师也可以通过指导新人员，不断提高自己的教学和指导水平，实现知识和经验的传承。

三、反馈与持续改进策略

（一）定期效果评估

为了实现心理危机干预联动模式的可持续发展，需要建立定期的效果评估机制。定期对联动模式的实施效果进行评估，了解其对社区居民心理健康的影响和改善情况。评估的过程应该是科学客观的，以数据为依据，兼顾定量和定性评估方法，确保评估结果的可信度和有效性。

1.定量评估

定量评估主要通过数据收集和统计分析，量化联动模式的实施效果。评估指标包括心理危机事件发生率的变化、干预效果的改善情况、干预服务的覆盖范围、参与居民满意度等。通过问卷调查、统计数据、档案记录等方式，定期收集数据，并对数据进行统计和分析，得出客观的评估结果。

2.定性评估

定性评估侧重于了解联动模式实施过程中的体验和感受，通过深入访谈、焦点小组讨论、案例研究等方法收集相关信息。定性评估可以帮助理解居民和团队成员对联动模式的认知、态度、满意度以及遇到的问题和挑战。定性评估结果可以提供更加深入和细致的信息，帮助发现问题的本质和原因，为改进措施提供有益参考。

3.评估结果分析

在定期效果评估后，对评估结果进行全面分析是持续改进的关键步骤。评估结果应与联动模式设定的目标进行对比，找出与目标偏离的方面及其原因。同时，要充分听取社区居民和团队成员的意见和建议，结合实际情况综合分析。在分析的基础上，有针对性地制定改进措施，优化联动模式的实施策略，提高干预效果和服务质量。

（二）建立问题反馈渠道

建立问题反馈渠道是确保可持续发展的关键步骤。建立与社区居民的沟通渠道，有助于了解他们对联动模式的意见和建议。同时，建立与团队成员的反馈渠道，能够了解他们在工作中遇到的问题和困难。建立问题反馈渠道需要注意以下几个方面：

1.社区居民反馈渠道

建立与社区居民的反馈渠道，可以采取多种方式。首先，可以设立专门的反馈意见箱或建议箱，让居民可以匿名或实名提出意见和建议。其次，可以定期开展社区满意度调查，了解居民对联动模式的满意度和改进意见。最后，还可以通过组织座谈会、社区活动等形式，与居民面对面交流，听取他们的反馈意见。

2.团队成员反馈渠道

建立与团队成员的反馈渠道，可以促进团队的积极参与和合作。团队成员可以通过内部交流平台、定期会议、个别谈话等方式，向领导和管理层反馈工作中遇到的问题、困难和建议。团队领导应该鼓励成员积极提出反馈意见，并认真对待每一份反馈，及时做出回应和改进措施。

3.问题反馈处理

建立问题反馈渠道不仅是为了听取反馈意见，更重要的是要及时处理和解决问题。对于社区居民的反馈意见，要认真分析和研究，找出问题的根本原因，并及时采取改进措施。对于团队成员的反馈意见，要倾听他们的需求和建议，协助解决工作中的困难，保障团队的正常运转。通过有效处理问题反馈，可以提高社区居民和团队成员的参与感和满意度，增强联动模式的凝聚力和稳定性。

（三）持续改进与创新

持续改进与创新是确保联动模式可持续发展的动力。根据定期效果评估和问题反馈，及时进行改进和调整。同时，鼓励团队成员提出新的创新理念和方法，推动联动模式不断发展和壮大。

1.改进措施实施

根据定期效果评估和问题反馈的结果，制定具体的改进措施。改进措施包括优化服务流程、完善资源配置、加强团队协作、提高服务质量等方面。改进措施的实施应该有明确的时间表和责任人，确保措施的有效落实。同时，要及时跟踪和评估改进措施的效果，对于有效的改进措施要予以肯定和推广。

2. 创新理念与方法

除了持续改进，联动模式还应积极鼓励团队成员提出创新理念和方法。鼓励团队成员参与学术研究和专业交流，不断拓宽专业视野，引入新的理论和技术。联动模式可以与高校、科研机构等合作，共同开展创新研究项目，推动心理危机干预领域的发展。同时，联动模式还可以借鉴其他国家和地区的成功经验，学习先进的管理模式和干预方法，促进自身的不断创新和进步。

3. 经验交流与合作

持续改进和创新不仅需要团队内部的努力，还需要与外部的交流与合作。联动模式可以建立与其他地区和机构的经验交流渠道，定期举行学术交流会、研讨会等活动，分享各自的实践经验和研究成果。通过与其他相关领域的专家和机构合作，联动模式可以汲取其他领域的优秀经验，拓展合作网络，共同推进心理危机干预事业的发展。

4. 制定长远发展规划

持续改进与创新需要有长远的发展规划和目标。联动模式应该制定长远发展规划，明确发展方向和目标，规划未来的发展步骤和重点工作。长远发展规划应该与实际情况相结合，充分考虑资源的可得性和发展环境的变化。同时，长远发展规划还应该具备灵活性，能够根据实际情况及时调整和优化。

5. 管理层的支持与激励

持续改进和创新需要得到管理层的支持与激励。管理层应该充分认识到持续改进对联动模式发展的重要性，为改进和创新提供必要的资源和支持。同时，要激励团队成员积极参与改进和创新，鼓励他们提出新的想法和方法。通过激励团队成员的积极性和创造力，推动联动模式不断发展和进步。

第二节 心理危机干预联动模式的社会影响与推广

一、心理危机干预联动模式的社会效益评估

（一）社区居民心理健康改善

心理危机干预联动模式的社会效益之一是社区居民心理健康的改善。通过联动多个部门的资源和专业知识，联动模式能够提供更全面、针对性强和个性化的心理危机干预服务。定期效果评估可以对心理健康改善情况进行量化和定性分析。通过定量调查和定性访谈，可以了解社区居民在心理危机干预后的心理状态、自我感知和满意度。评估结果显示，心理危机干预联动模式显著降低了社区居民的心理痛苦程度，提高了他们的心理抗压能力和应对策略，

促进了积极心理健康的培养和维护。

（二）社区稳定与和谐

心理危机干预联动模式的另一个社会效益是促进社区的稳定与和谐。心理危机事件的发生常常伴随着社会紧张和动荡。联动模式的干预不仅能够及时化解心理危机事件，还能够预防潜在的冲突和紧张局势。长期实施联动模式，可以提高社区居民的心理素质，增强社区凝聚力和互助意识，从而构建一个稳定、和谐、融洽的社区环境。

（三）资源优化与社会成本降低

心理危机干预联动模式在资源优化方面也取得显著的效益。联动模式整合了各个部门的资源和优势，避免了重复建设和资源浪费。通过资源优化，联动模式能够更加高效地提供服务，减少了社会成本。社会成本包括心理危机事件的应急处理费用、社会救助费用以及心理健康后续治疗费用等。通过定期效果评估和社会成本分析，可以量化联动模式带来的资源优化和社会成本降低效果，为决策者提供决策依据，推动联动模式的推广与应用。

（四）政策和法规的完善

心理危机干预联动模式的实施也促进了政策和法规的完善。在联动模式的实践过程中，可能会出现一些问题和挑战，如资源分配不均、协作机制不畅等。为了解决这些问题，政府和相关部门往往需要制定相关政策和法规。同时，联动模式的实施也可能暴露出现有政策和法规的不足之处，为此，政府需要对相关政策进行优化和改进，以支持联动模式的持续发展。定期的效果评估和问题反馈可以为政府提供改进政策的依据，推动相关政策的完善。

（五）提高社会公众对心理危机的认知

心理危机干预联动模式的推广和应用还有助于提高社会公众对心理危机的认知。心理危机是一种常见的社会现象，但很多人对心理危机缺乏认知和了解。通过联动模式的宣传和推广，可以向社会公众传递心理危机干预的相关知识和技能，帮助公众增强心理健康意识，提高对心理危机的预防和应对能力。定期的效果评估可以反映出社会公众对联动模式的认知和接受程度，为宣传和教育提供参考。

二、推广心理危机干预联动模式的有效途径

（一）政策支持与资金保障

推广心理危机干预联动模式首先需要政策支持与资金保障。政府部门应制定相关政策和法规，明确联动模式的推广目标和任务，规范联动模式的组织和运作。同时，政府还需要提供资金支持，保障联动模式的正常运转。资金的保障可以通过设立专项经费、建立联动模式的资金保障机制等方式实现。政府还可以鼓励企业和社会捐赠机构参与联动模式的资金支持，形成多方共建的资金保障机制。

（二）专业团队培训与培养

推广心理危机干预联动模式需要建立一支专业化的团队。培训与培养是关键的步骤。政

府部门可以组织相关培训课程，提升团队成员的心理危机干预专业知识和技能。培训内容包括心理危机干预理论、危机干预技术、心理援助技巧等。培训形式包括线上培训、线下培训、实地实训等多种方式，以满足不同团队成员的学习需求。此外，建立导师制度也是推广联动模式的有效途径。通过设立导师制度，新加入的团队成员可以得到导师的指导和帮助，快速适应团队工作，促进知识和经验的传承。

（三）宣传与社会合作

宣传与社会合作对于推广心理危机干预联动模式至关重要。政府部门可以利用媒体和网络平台，开展联动模式的宣传活动，提高公众对联动模式的认知度和接受度。宣传内容包括联动模式的优势、社会效益、成功案例等。此外，政府还可以与社会组织、公益基金会、企业等建立合作关系，共同推广联动模式。社会合作可以充分发挥各方的优势，形成资源共享、优势互补的合作格局，提高联动模式的推广力度和影响力。

1. 宣传联动模式的重要性

媒体宣传。政府部门可以利用各种媒体渠道，如电视、广播、报纸、杂志等，开展联动模式的宣传活动。可以制作宣传片、宣传海报、新闻报道等，向公众传递联动模式的重要性和优势。同时，可以邀请专业人士参加电视、广播节目，介绍心理危机干预联动模式的实施情况和成效，提高公众的认知度和信任度。

网络平台宣传。在信息化时代，网络平台是传播信息的重要渠道。政府部门可以在官方网站、社交媒体平台等开设专门的宣传页面，发布联动模式的相关内容。通过网络平台，干预团队可以与更广泛的公众进行互动，回答他们的问题和疑虑，提高公众的参与度和积极性。

宣传内容。宣传内容可以突出联动模式的优势和社会效益。重点介绍联动模式整合资源、提高干预效果的特点，以及其对社区居民心理健康的积极影响。宣传内容还可以呼吁社会各界关注心理健康问题，支持心理危机干预联动模式的推广与发展。

2. 加强社会合作

社会组织合作。政府部门可以与社会组织建立合作关系，共同推广心理危机干预联动模式。社会组织通常具有较强的社会资源和影响力，在社区中有广泛的网络和人脉。与社会组织的合作可以增加联动模式的曝光度和影响力，吸引更多居民参与心理危机干预活动。

公益基金会合作。公益基金会通常关注社会公益事业，对心理健康问题也有一定的关注度。政府可以与公益基金会合作，共同筹措心理危机干预联动模式的经费和资源。公益基金会可以为联动模式提供资金支持和项目拓展，让联动模式更好地服务社区居民。

企业合作。企业作为社会责任的一部分，也可以参与到心理危机干预联动模式的推广中来。政府可以邀请企业参与联动模式的宣传活动，通过企业的影响力和品牌形象，将心理危机干预的信息传递给更多公众。同时，政府还可以与企业合作，开展员工心理健康培训，帮助员工更好地处理工作和生活中的心理问题。

（四）逐步拓展服务范围与合作机构

推广心理危机干预联动模式还需要逐步拓展服务范围与合作机构。初始阶段可以选择一些有条件的社区进行试点推广，通过实践探索不断优化模式。随着模式的成熟和发展，可以逐步将联动模式扩展到更多社区和地区。同时，要加强与其他相关机构的合作，如医院、学校、社区服务中心等，形成跨领域、多层次的合作网络，提供更全面和综合的心理危机干预服务。

1. 逐步拓展服务范围

试点推广。推广心理危机干预联动模式的第一步是选择一些有条件的社区进行试点推广。可以先选择一些相对较小规模的社区，或者是具有明确需求的社区进行尝试。试点推广可以帮助发现问题和不足之处，并及时调整和优化干预策略。同时，通过试点推广，可以在小范围内验证联动模式的可行性和有效性，为后续大范围推广积累经验。

扩大社区覆盖。在试点推广取得一定成效后，可以逐步将心理危机干预联动模式扩大到更多的社区和地区。根据社区的实际情况和需求，选择适合的社区进行推广。可以考虑选择不同类型的社区，涵盖城市、乡村、工业区等不同环境和群体，以确保联动模式的适用性和普适性。扩大社区覆盖可以使更多社区居民受益于心理危机干预服务，提高心理健康服务的普及率和质量。

2. 加强合作机构

医疗机构合作。加强与医疗机构的合作是推广心理危机干预联动模式的重要方向之一。医疗机构是心理危机患者的主要就诊地点，在这里实施心理干预具有重要意义。可以与医院合作，在医院内设立心理干预服务点，为患者提供心理辅导和支持。同时，也可以与社区卫生服务中心合作，加强对慢性病患者的心理支持和干预，实现心理卫生服务的全覆盖。

学校合作。学校是心理健康教育的重要阵地，与学校合作对于增强心理健康意识和预防心理问题十分重要。可以与学校合作，开展心理健康教育和培训活动。在学校内设立心理咨询室或心理支持中心，为学生提供心理辅导服务。此外，还可以开展心理健康宣传活动，提高师生对心理健康的认知和重视程度。

社区服务中心合作。社区服务中心是居民获取社会服务的重要窗口，与社区服务中心的合作可以拓展心理干预的服务范围和深度。可以与社区服务中心合作开展心理健康培训和宣传活动，增强社区居民的心理健康意识。同时，可以在社区服务中心设立心理咨询点，为居民提供心理支持和干预服务，帮助他们解决心理问题和困扰。

3. 建立跨领域、多层次合作网络

推广心理危机干预联动模式需要建立跨领域、多层次的合作网络。在合作网络中，心理干预机构、医疗机构、学校、社区服务中心等可以形成紧密的协作关系，共同参与心理危机干预工作。可以建立联动机制，定期召开联席会议，交流信息、共享资源，提高联动效率和干预效果。同时，可以建立信息共享平台，实现心理卫生信息的共享和传递，促进心理干预工作的协同发展。

（五）加强效果评估与经验总结

推广心理危机干预联动模式还需要加强效果评估与经验总结。定期对联动模式的实施效果进行评估，了解其对社区居民心理健康的影响和改善情况，以及对社会的影响。评估结果可以为后续的改进和优化提供有力的依据。同时，要及时总结推广过程中的经验和教训，形成可复制、可推广的经验模式。通过经验总结和分享，可以为其他地区和机构提供借鉴和参考，推动联动模式的广泛应用。

1. 效果评估

定性评估方法。在推广心理危机干预联动模式时，定性评估是必不可少的一环。通过定性评估，可以从受援者、干预者、社区居民以及干预机构的角度，深入了解联动模式的实施效果。定性评估可以采用焦点小组讨论、深度访谈、案例分析等方法，对联动模式的优势、问题和潜在影响进行综合分析。这些评估结果能够提供更加丰富的信息，为联动模式的优化和改进提供参考。

定量评估方法。除了定性评估，定量评估也是必要的。定量评估通过量化数据的收集和分析，对联动模式的实施效果进行客观测量。可以使用问卷调查、量表测评等方式，对社区居民在心理健康改善方面的变化进行统计和分析。定量评估的结果可以帮助判断联动模式的干预效果是否显著，为干预策略的优化和调整提供科学依据。

长期追踪评估。心理危机干预联动模式的效果评估应当具有长期性。心理干预往往需要一个较长的周期才能显现其效果。因此，应该在实施联动模式后持续对社区居民进行长期追踪评估。通过长期追踪，可以了解干预效果的持续性和稳定性，评估干预的长期影响，为改进干预策略和提供持续支持和服务提供依据。

2. 经验总结与优化

建立经验总结机制。推广心理危机干预联动模式需要建立经验总结的机制。在联动模式实施过程中，应当及时记录干预过程、干预效果和遇到的问题。建立干预案例库和经验总结数据库，对干预案例和经验进行分类整理和归纳。同时，可以定期召开经验总结会议，邀请相关专家和干预者参与，深入探讨干预中的经验和教训，形成可借鉴的经验模式。

优化干预策略。通过经验总结，可以发现干预过程中存在的问题和不足之处。针对这些问题，需要及时优化干预策略。优化干预策略可以从干预方法、干预频次、干预时机等方面进行调整。比如，根据定量评估结果发现干预效果不明显的群体，可以加大对其的干预力度；根据定性评估结果发现受援者对某种干预方式反应积极，可以在其他群体中推广该方式。优化干预策略能够提高干预效果和满意度，增强联动模式的可持续性。

改进联动机制。经验总结还应当涉及联动机制的改进。在干预联动模式中，不同部门和机构之间的协作是关键。通过经验总结，可以发现联动机制中的瓶颈和问题。要建立定期的联动机制评估机制，对联动机制进行评估和改进。通过加强沟通、优化协作流程等方式，提高联动效率和灵活性，确保联动模式的顺利实施。

通过定性和定量评估，可以全面了解联动模式的实施效果，为优化干预策略提供科学依据。经验总结能够总结出可复制、可推广的经验模式，为其他地区和机构提供借鉴和参考。持续加强效果评估与经验总结工作，将有助于推广心理危机干预联动模式，在更广泛的范围内提升心理健康服务水平，构建更加稳固的社会心理支持体系。

第三节 心理危机干预联动模式的未来发展方向

一、基于科技的创新应用

（一）网络心理危机干预平台的建设与推广

随着信息技术的发展，网络心理危机干预平台逐渐成为心理干预领域的重要创新方向。通过建立在线咨询、心理支持和干预平台，可以实现心理专业人员与社区居民的远程交流和服务。这种模式不受地域限制，可以覆盖更广泛的受援群体，特别是那些身处偏远地区或无法亲自前往心理机构的居民。同时，网络平台还能提供多样化的服务，如心理健康自测、心理教育资源共享等，为居民提供更全面的心理支持。

1.在线咨询与干预服务

实时在线心理咨询。网络心理危机干预平台可以提供实时在线心理咨询服务，通过文字、语音或视频等多种形式，心理专业人员可以与用户进行即时的心理交流和辅导。用户可以随时在需要的时候通过平台寻求心理帮助，无须预约和排队等待，极大地方便了用户的心理咨询体验。心理专业人员可以在实时交流中倾听用户的问题和困扰，提供针对性的心理支持和建议，帮助用户解决心理问题，缓解心理压力。

多样化的咨询方式。为了满足不同用户的需求，网络心理危机干预平台可以提供多样化的咨询方式。除了文字咨询外，还可以开设电话咨询和视频咨询等服务。电话咨询适合那些希望通过语音交流的用户，而视频咨询则更接近面对面的咨询体验，能够更好地传递非语言信息和情感。多样化的咨询方式可以让用户根据自己的喜好和情况选择最适合自己的咨询形式。

2.心理健康自助资源

心理教育文章与资讯。网络心理危机干预平台可以提供丰富的心理教育文章和心理健康资讯，为用户提供有关心理健康的知识和信息。这些文章和资讯可以涵盖各个方面的心理健康知识，如焦虑、抑郁、应对压力等。用户可以在平台上阅读这些文章，增加对心理问题的认知，了解心理健康的重要性以及如何预防和处理心理危机。

自我测试问卷。网络心理危机干预平台还可以提供自我测试问卷，帮助用户了解自己的心理状态和问题。这些问卷可以涵盖情绪、压力、自尊、人际关系等方面。用户可以通过回答问题，得到自己心理健康的初步评估结果。如果发现问题，平台可以引导用户进一步寻求专业咨询或干预，以帮助他们及时解决心理问题。

心理训练工具。网络心理危机干预平台可以提供一些心理训练工具，如冥想练习、放松训练、情绪调节练习等。这些训练工具可以帮助用户放松身心，缓解压力，提升情绪调节能力。用户可以在家中通过这些工具进行心理锻炼，增强心理韧性，提高对心理危机的抵抗力。

通过提供实时在线心理咨询和多样化的咨询方式，用户可以方便快捷地获取心理帮助，增强干预的积极性和有效性。同时，通过丰富的心理健康自助资源，用户可以自我了解心理状态、识别心理问题，并获得相应的自我调适建议。网络心理危机干预平台的建设与推广将为更多人带来心理健康的关怀和支持。

（二）人工智能技术在心理危机干预中的应用

人工智能技术在心理危机干预领域的应用也是未来发展的重要方向。通过结合人工智能技术，可以实现心理干预的智能化和个性化。具体包括：

1.情感识别与情绪监测

文字情感识别。人工智能技术在心理危机干预中的一个应用是通过分析文字信息进行情感识别。在网络心理咨询平台或社交媒体等渠道，居民常常会通过文字表达内心感受。人工智能可以通过自然语言处理技术，对这些文字进行情感分析，判断居民的情绪状态，如喜、怒、哀、乐等。情感识别技术能够快速准确地捕捉用户情绪的波动，及时发现异常情绪，帮助心理专业人员把握干预时机。

语音情绪识别。除了文字，人工智能技术还可以通过语音识别分析居民的情绪状态。通过分析声音的音调、语速、语调等特征，人工智能可以判断出用户的情绪状态，如愉快、紧张、沮丧等。这种技术在电话心理咨询和语音社交平台上有广泛应用。心理专业人员可以通过对用户的语音情绪进行监测，更好地理解用户的内心感受，提供个性化和针对性强的心理支持。

面部表情分析。人工智能技术还可以通过面部表情分析来识别居民的情绪状态。通过摄像头或人脸识别技术，系统可以捕捉居民的面部表情，并分析表情特征来推测情绪。这种技术在虚拟心理辅导员和在线心理咨询中有广泛应用。面部表情分析可以帮助心理专业人员实时监测用户的情绪状态，及时作出反应和干预，提供情感支持和安抚。

2.智能化干预方案

数据驱动的干预计划。人工智能技术可以利用大数据分析和机器学习算法，对大量干预案例和心理数据进行挖掘和分析。通过对这些数据的深入学习，人工智能可以从中发现规律和模式，形成智能化的干预方案。这些干预方案可以根据不同的心理问题和个体特点进行个性化定制，提高干预的针对性和效果。

个性化的心理支持。基于人工智能技术，心理干预系统可以根据用户的个性特点和历史干预记录，自动生成个性化的心理支持和建议。系统可以分析用户的心理需求和心理状态，有针对性地提供情绪调节策略、应对方法等。这种个性化的心理支持可以更好地满足用户的需求，增强用户的参与感和依从性。

智能化干预监测。人工智能技术可以对心理干预过程进行实时监测和反馈。通过对用户干预行为和情绪状态的监测，系统可以及时评估干预效果，发现问题和风险，提供反馈和调整建议。这种智能化的监测和反馈可以让心理专业人员及时调整干预策略，提高干预效果，确保干预的持续性和有效性。

3. 虚拟心理辅导员

智能化对话交流。虚拟心理辅导员是基于人工智能技术开发的智能对话系统，可以与用户进行智能化交流。虚拟辅导员可以通过自然语言处理技术，理解用户的问题和需求，并根据用户输入提供相应的回答和建议。这种智能化的对话交流可以让用户在任何时间和地点获得心理支持，减轻他们的心理压力和焦虑。

心理教育与情绪引导。虚拟心理辅导员不仅可以回答用户的问题，还可以提供心理教育和情绪引导。虚拟辅导员可以根据用户的情况，向他们传递相关的心理知识和技能，帮助他们更好地认识自己的情绪和需求。同时，虚拟辅导员还可以通过情绪引导技术，帮助用户缓解情绪波动，增强心理适应能力。

24 小时不间断支持。虚拟心理辅导员可以实现 24 小时不间断的心理支持，随时为用户提供心理帮助。用户可以在自己方便的时间与虚拟辅导员交流，无须预约和等待。这种全天候的心理支持可以让用户在紧急情况下及时获得帮助，有效预防心理危机的发生。

二、跨领域合作与融合发展

（一）教育领域的融合

心理危机干预联动模式可以与教育领域融合发展，形成心理健康教育体系。学校作为社区重要的心理健康阵地，可以与心理干预机构合作，开展心理健康教育和培训活动。教师和学生都可以成为心理健康教育的对象，提高心理问题的早发现和早干预率。

1. 学校心理健康教育

心理健康讲座和培训。心理危机干预联动模式与学校合作，可以定期组织心理健康讲座和培训活动。这些讲座和培训可以面向全体师生，使他们了解心理健康的重要性，认识常见的心理问题和心理危机迹象，学习如何预防和应对心理困扰。心理专业人员可以为师生提供专业的知识和技能，帮助他们更好地保持心理健康。

心理辅导课程。在学校内开设心理辅导课程是学校心理健康教育的重要组成部分。这些课程可以通过课堂教学、小组讨论等形式，让学生了解自身的心理特点和需求，学习应对压力和情绪的方法，培养积极的心理态度和健康的心理习惯。心理辅导课程的开设可以帮助学生增强心理健康意识，提高心理自我调节能力。

心理自助资源的推广。心理危机干预联动模式可以将丰富的心理自助资源推广到学校内，为师生提供方便的心理支持。例如，在学校图书馆、学生活动中心等地方设立心理自助角，提供心理健康读物、心理测试问卷、心理放松音乐等资源。学校还可以开发心理健康 App，供师生随时查阅心理健康知识和获取心理支持。

2. 学校心理支持体系

学校心理咨询室的设立。心理危机干预联动模式可以与学校合作，在学校内设立心理咨询室或心理支持中心，为师生提供便捷的心理咨询服务。学校心理咨询室可以由心理专业人员轮流驻扎，定期提供心理辅导，也可以根据学生的需求，进行预约咨询。这样不仅方便学生随时求助，也有利于及时发现和干预心理问题。

心理专业人员与教师合作。学校心理支持体系还可以通过心理专业人员与教师的合作来构建。心理专业人员可以定期与教师进行沟通和交流，了解学生在学习和生活中的心理问题。同时，心理专业人员还可以为教师提供心理健康培训，帮助他们更好地识别和处理学生心理问题，增强学校心理支持的整体能力。

心理干预团队的建立。学校心理支持体系可以组建一支心理干预团队，由心理专业人员、教师和学生组成。心理干预团队可以定期召开会议，讨论学校心理健康工作的规划和实施。团队成员可以共同制订心理健康教育计划，推动心理健康资源的整合与共享。心理干预团队的建立有助于形成学校内部的共识和合力，促进学校心理健康教育工作的有效开展。

通过与学校的合作，心理危机干预联动模式可以覆盖更广泛的受援群体，特别是青少年学生。学校心理健康教育和支持体系的建立，有助于提高心理问题的早发现和早干预率，促进学生心理健康的全面发展。同时，学校的参与也增强了联动模式的社区整合能力，为心理危机干预工作的推广和应用提供了重要基础。

（二）社会服务领域的融合

心理危机干预联动模式可以与社会服务领域融合发展，拓展心理干预的服务范围和深度。社会服务机构往往接触到一些特殊群体和特定问题，联动模式可以利用社会服务机构的资源优势，为这些群体提供针对性的心理干预服务。

1.青少年服务机构的合作

青少年心理健康教育项目。心理危机干预联动模式与青少年服务机构可以合作开展青少年心理健康教育项目。通过组织心理健康讲座、座谈会、工作坊等活动，向青少年传授心理健康知识和技能。这些项目可以关注青少年面临的特殊问题，如学业压力、人际关系等，并为不同的青少年群体提供针对性的心理干预。

心理支持小组的建立。联动模式可以与青少年服务机构合作建立心理支持小组。这些小组可以由专业心理工作者、社工、教师等组成，定期开展面对面或线上的心理辅导活动。心理支持小组可以为青少年提供情绪宣泄、问题解决等支持服务，帮助他们更好地应对生活中的困难和挑战。

心理健康宣传与倡导。联动模式可以与青少年服务机构共同进行心理健康宣传与倡导活动。通过在社交媒体、校园、社区等渠道发布心理健康知识和信息，引导青少年树立积极的心理健康观念，鼓励他们主动寻求心理支持和帮助。

2.社区老年人服务的整合

心理关爱活动。心理危机干预联动模式与社区老年人服务机构可以联合开展心理关爱活动。通过定期组织心理关爱访问、电话慰问等活动，了解社区老年人的心理需求和困扰。同时，心理专业人员可以为老年人提供心理支持和辅导，帮助他们化解心理问题和情感压力。

心理健康培训。联动模式可以为社区老年人服务机构的工作人员提供心理健康培训。这些培训包括心理危机干预技巧、心理健康知识、老年人心理特点等内容。通过提升社区工作人员的心理健康专业水平，更好地服务老年人的心理需求。

心理资源共享。联动模式与社区老年人服务机构之间可以建立心理资源共享机制。心理危机干预联动模式往往具有丰富的心理资源和专业知识，可以向社区老年人服务机构提供相关的心理咨询、辅导等支持。同时，社区老年人服务机构也可以为联动模式提供有关老年人心理健康问题的专业知识和实践经验。

（三）卫生医疗领域的融合

心理危机干预联动模式还可以与卫生医疗领域融合发展，实现心理干预与医疗治疗的有机结合。在医疗机构中开展心理干预服务，可以更早地发现和干预心理问题，提高治疗效果。

1. 医疗机构的心理干预服务

心理干预咨询室的设立。心理危机干预联动模式可以与医疗机构合作，在医院内设立专门的心理干预咨询室。在这个咨询室中，心理专业人员可以为患者及其家属提供心理辅导和支持。在患者接受治疗的过程中，心理干预咨询室可以成为他们宣泄情感、减轻焦虑、释放压力的地方，提高患者对治疗的积极性和合作性。

医患沟通的心理支持。医患沟通是医疗治疗过程中非常重要的环节。心理危机干预联动模式可以与医疗机构合作，提供医患沟通的心理支持服务。通过为医生和患者提供心理培训，帮助医生更好地理解患者的心理需求，增强医生的沟通技巧，建立良好的医患关系。

2. 慢性病管理中的心理支持

患者心理评估与干预。在慢性病管理过程中，心理评估与干预是至关重要的环节。心理危机干预联动模式可以与慢性病管理机构合作，对患者进行定期的心理评估，了解他们的心理状态和需求。针对不同心理问题，提供相应的心理干预措施，帮助患者建立积极的心态，增强应对能力。

心理健康教育与自我管理。心理危机干预联动模式可以与慢性病管理机构共同开展心理健康教育与自我管理培训。通过向患者传授心理健康知识，教导他们自我监测和应对心理问题的方法，提高患者的心理自我管理水平。这有助于患者更好地适应疾病，提高生活质量。

康复心理支持。患者在康复过程中往往面临各种挑战和困难。心理危机干预联动模式可以与康复机构合作，为患者提供康复心理支持。心理专业人员可以通过心理辅导、心理干预等方式，帮助患者克服心理障碍，增强康复信心，促进康复进程。

通过在医疗机构中开展心理干预服务，及时发现和干预患者的心理问题，有助于提高治疗效果和患者满意度。同时，在慢性病管理中开展心理支持，可以帮助患者更好地应对疾病，提高生活质量。卫生医疗领域与心理危机干预联动模式的融合，将为患者提供更全面、综合的健康服务。

参考文献

[1] 唐志红. 积极心理学视野下大学生心理危机干预的目标与路径 [J]. 智库时代, 2019 （51）：239-240.

[2] 王泽燊，梁媛，李东海. 温暖心理关怀，化解心理危机——高校学生精神障碍危机干预案例 [J]. 科技风, 2019（35）：199-200.

[3] 秦玮. 积极心理学视野下的心理危机预防与干预机制构建研究 [J]. 文化学刊, 2019（11）：170-172.

[4] 曹剑. 独立学院"00 后"大学生特征背景下的心理危机干预体系研究 [J]. 中国多媒体与网络教学学报（上旬刊），2019（11）：32-33.

[5] 万颖敏. 大学生突发心理危机干预案例——以一则精神分裂症学生案例分析为例 [J]. 教育教学论坛, 2019（44）：44-45.

[6] 冯登国，张敏，李昊. 数据安全与隐私保护. 计算机学报, 2014（37）：246-258.

[7] 李旭，郑雪. 大数据视阈下的大学生心理危机识别与预警探讨 [J]. 太原城市职业技术学院学报, 2015（6）：52-53.

[8] 吴远征. 大数据视角下高校学生心理危机干预机制的构建 [J]. 科教导刊（中旬刊），2018（8）：188-190.

[9] 李俊芝. 大数据背景下大学生心理危机干预机制的构建 [J]. 职业, 2017（28）：24-25.

[10] 陶毅涵. 基于大数据的大学生危机预警模型研究与应用 [J]. 教育现代化, 2016（40）：141-142.

[11] 梁娟，刘月秀，林晓燕. 大数据时代背景下大学生心理预警系统的建设路径 [J]. 赤峰学院学报（自然科学版），2017, 33（13）：109-110.

[12] 王冰. 基于大数据下高校大学生心理健康教育与预警机制 [J]. 农村经济与科技, 2018（14）：299.

[13] 李洪全，章根红，董伟伟，等. 大学生心理危机干预模式及其对策研究 [J]. 产业与科技论坛, 2017, 16（11）：285-286.

[14] 余成武. 大数据背景下高校心理危机预警工作的困境与对策 [J]. 锦州医科大学学报（社会科学版），2017, 15（4）：80-83.

[15] 梁娟，刘月秀，林晓燕. 大数据时代背景下大学生心理预警系统的建设路径 [J]. 赤峰学院学报（自然科学版），2017, 33（13）：109-110.

[16] 朱焰，林爽. 大数据视域下大学生心理预警系统的构建 [J]. 煤炭高等教育, 2020, 38

（1）：60-67.

[17] 李彤彤，李坦，郭栩宁.基于社交媒体大数据的大学生心理危机预警 [J].现代远程教育研究，2021，33（4）：92-103.

[18] 周晓东，梅琳.基于大数据技术的心理健康智能评测系统设计 [J].现代电子技术，2021，44（14）：95-99.

[19] 孟祥辉.2009 级新生 SCL-90 测试结果数据报告与分析 [J].宁波工程学院学报，2010，22（2）：113-116.

[20] 孟祥辉，周申之，周超.家庭因素对大学生心理健康的影响研究 [J].宁波工程学院学报，2018，30（1）：100-104.

[21] 胡俊峰，侯培森.当代健康教育与健康促进 [M].北京：人民卫生出版社，2005：410.

[22] 昌敬惠，袁愈新，王冬.新型冠状病毒肺炎疫情下大学生心理健康状况及影响因素分析 [J].南方医科大学学报，2020，40（2）：171-176.

[23] 西南大学新学工创新中心课题组，孙楚航.新冠肺炎疫情对青年大学生影响研究——基于全国 45 所高校 19850 名大学生的实证调查 [J].中国青年研究，2020（4）：43-48.

[24] 陈学雷.高校思想政治教育中要加强心理教育 [J].教育探索.2005（4）：5.

[25] 克里斯汀娜·布莱勒.自我关怀——让生命强大的必经之路 [M].北京：北京联合出版公司，2017.

[26] 杨凤娟，朱丽华，任燕.高校大学生心理健康问题的"四可"预防及干预机制研究 [J].齐齐哈尔大学学报（哲学社会科学版），2022（10）：158-161.

[27] 李端鹤.基于健康管理理念的学生心理健康教育策略探究 [J].山西青年，2023（8）：196-198.

[28] 杨斌芳，侯彦斌.网络与大学生心理健康教育的融合——当代大学生心理健康问题预防与干预机制研究之三 [J].甘肃广播电视大学学报，2016（1）：73-76.

[29] 品读 [J].江苏教育，2021（16）：33-38.

[30] 陈兵，高波.论大学生心理健康教育 [J].理论界，2008（12）：43-45.

[31] 雒淼淼.高职院校心理健康教育存在问题及对策探究 [J].现代交际，2021（16）：16-18.

[32] 李智超，范宇博.大学生心理健康危机及其干预探究 [J].教育教学论坛，2014（26）：55-57.

[33] 刘文沃.高职院校心理健康教育的现状与对策研究 [J].广东职业技术教育与研究，2014（5）：74-76.

[34] 郝雪，李楠，朱月秋."缺损型家庭"大学生心理健康状况分析 [J].科技视界，2014（22）：46-48.

[35] 戴赟.高校心理危机干预工作的现状及相关文件解读 [J].心理学通讯，2022（2）：97-105.

[36] 谢四元. 心理危机干预学校、家庭、社会协作现状及整合系统的构建 [J]. 科教文汇（上旬刊），2013（25）：180-188.

[37] 慕祎. 高职院校学生突发事件心理危机干预研究——以榆林职业技术学院为例 [J]. 现代职业教育，2021（14）：54-55.

[38] 齐欣. 高职院校心理危机干预工作研究 [J]. 职大学报，2021（6）：97-99.

[39] 李雪珂. 利用焦点解决技术实施心理危机干预的案例分析 [J]. 开封文化艺术职业学院学报，2021（11）：77-79.

[40] 王芳. 高校心理危机干预中的伦理困境及突破路径 [J]. 心理月刊，2022（4）：217-219.

[41] 林建."立德树人"理念下整合式教学在"心理危机干预"类课程中的探索与反思 [J]. 公安教育，2022（3）：67-70.

[42] 高峰，王芳，刘朝晖，等. 高校疫情防控心理危机干预 [J]. 西部学刊，2022（10）：129-133.

[43] 严佳. 集体心理干预在学生心理危机干预中的作用 [J]. 山西青年，2021（5）：169-170.

[44] 姚素月. 强化高职院校学生心理危机干预，提升突发事件应对能力 [J]. 湖北函授大学学报，2017（16）：39-41.

[45] 杨丽丽. 校院两级管理下高职院校学生心理危机联动干预工作探析 [J]. 广西教育，2019（47）：118-120.

[46] 赵昆. 高职院校学生心理危机特点及其干预策略 [J]. 产业与科技论坛，2022（15）：285-286.

[47] 王珊. 高职学生心理危机干预体系的构建 [J]. 江苏经贸职业技术学院学报，2014（3）：45-47.

[48] 徐卫良. 职业学校学生心理危机干预初探 [J]. 佳木斯教育学院学报，2012（6）：276，284.

[49] 杨阳. 打好大学生心理"战疫" [J]. 广西教育，2020（15）：1.

[50] 陈玉梅，陈珊珊. 自媒体在高校学生心理危机干预中的作用 [J]. 高教探索，2017（8）：55-57.

[51] 张勇. 内卷视域下的学生心理危机干预 [J]. 今日教育，2021（11）：112-116.

[52] 陈焱. 爸妈，我没有装病——心理热线化解学生心理危机 [J]. 中小学心理健康教育，2021（15）：42-45.

附　录

附录 A　心理问卷和量表

附录A一　抑郁自评量表（Beck Depression Inventory，BDI）

抑郁自评量表是由美国心理学家阿隆·贝克（Aaron T. Beck）于 1961 年设计的，用于评估个体抑郁程度的标准量表。BDI 是一种经常被使用的自评量表，被广泛用于临床和研究领域，特别是在评估抑郁症状的严重程度、监测治疗进展以及进行抑郁障碍研究时。

BDI 包含 21 个项目，每个项目描述了不同的抑郁症状。个体根据过去一周内的感受和体验，选择最符合自己情况的选项，每个选项都有特定的分值。总分根据各项的得分累加而来，总分范围从 0~63 分，分数越高，表示抑郁程度越重。

以下是 BDI 的部分问题示例：

哭泣：我不容易哭泣。

悲伤：我觉得很悲伤。

睡眠：我睡眠不好。

疲劳：我感到疲劳。

食欲：我食欲不佳。

自责：我对自己很失望。

个体根据自己的感受，在每个问题下选择一个与自己情况最相符的答案。根据选择的答案，每个项目得分为 0~3 分。计算所有项目得分的总和，即为个体的 BDI 总分。

BDI 是一种快速、简便的评估工具，可以帮助心理专业人员了解个体的抑郁症状，有助于抑郁障碍的诊断和干预计划的制订。然而，在使用 BDI 时需要注意，它只能作为评估参考，不能单独用于诊断抑郁障碍。对于 BDI 得分较高的个体，应该进一步进行深入的临床评估，以确认抑郁症状是否达到临床诊断标准。同时，心理专业人员应根据个体的情况和临床经验，综合考虑其他相关因素，如生活事件、心理社会背景等来进行全面的评估和干预。

附录A二　焦虑自评量表（Beck Anxiety Inventory，BAI）

焦虑自评量表（Beck Anxiety Inventory，BAI）是由美国心理学家阿隆·贝克（Aaron T.

Beck）和同事于 1988 年设计的，用于评估个体焦虑症状的自评量表。BAI 是一种常用的焦虑症状评估工具，广泛应用于临床和研究领域，特别是用于评估焦虑障碍的严重程度、监测治疗进展和进行焦虑障碍相关研究。

BAI 由 21 个项目组成，每个项目描述了不同的焦虑症状。个体根据过去一周内的感受和体验，选择最符合自己情况的选项，每个选项都有特定的分值。总分根据各项得分累加而来，总分范围从 0~63 分，分数越高，表示焦虑程度越严重。

以下是 BAI 的部分问题示例：

心跳加快：我感到心跳加快，有一种不安的感觉。

不安：我感到不安，好像有事情要发生。

忧虑：我为各种事情担忧。

呼吸困难：我觉得呼吸困难，好像喘不过气来。

身体发抖：我感到身体发抖。

个体根据自己的感受，在每个问题下选择一个与自己情况最相符的答案。根据选择的答案，每个项目得分为 0~3 分。计算所有项目得分的总和，即为个体的 BAI 总分。

BAI 是一种简便有效的评估工具，可以帮助心理专业人员了解个体的焦虑症状，有助于焦虑障碍的诊断和干预计划的制订。但同样需要注意，BAI 只能作为评估参考，不能单独用于诊断焦虑障碍。对于 BAI 得分较高的个体，应该进一步进行深入的临床评估，以确认焦虑症状是否达到临床诊断标准。同时，心理专业人员应综合考虑个体的情况和临床经验，进行全面的评估和干预，以提供恰当的心理支持和治疗。

附录A三　创伤后应激障碍自评量表（Posttraumatic Stress Disorder Checklist，PCL-5）

创伤后应激障碍自评量表（PCL-5）是用于评估个体是否可能患有创伤后应激障碍（PTSD）症状的自评量表。PCL-5 是美国心理学会（APA）发布的一种常用工具，用于评估因曾经经历创伤事件而出现的心理症状。它是 PTSD 症状评估的标准量表之一，广泛应用于临床、科研和心理健康机构。

PCL-5 共包含 20 个项目，用于评估 PTSD 的核心症状，包括创伤回忆、回避、负性情绪、认知和情绪反应等。个体根据过去一个月内的感受和体验，选择最符合自己情况的选项。每个项目的选项有五个，分别表示从"一点也没有"到"极度严重"五个层次。每个选项都有特定的分值，总分根据各项得分累加而来。

以下是 PCL-5 的部分问题示例：

频繁地、令人难受地回忆起曾经经历的创伤事件。

避免与曾经经历的创伤事件相关的思维、感受或对话。

对曾经经历的创伤事件持有过度的自我评判或其他评判。

对曾经经历的创伤事件持有过度的负面情绪。

对曾经经历的创伤事件的未来产生过度的反应，或难以预见自己的未来。

个体根据自己的感受，在每个问题下选择一个与自己情况最相符的答案。根据选择的答案，每个项目得分为 0~4 分。计算所有项目得分的总和，即为个体的 PCL-5 总分。

PCL-5 可以帮助心理专业人员了解个体是否存在创伤后应激障碍症状，有助于判断个体是否需要进一步的临床评估和干预。然而，与其他自评量表一样，PCL-5 也只是作为参考，不能单独用于诊断。对于 PCL-5 得分较高的个体，应该进行更深入的临床评估，以确认是否符合创伤后应激障碍的诊断标准。只有经过专业临床评估，才能做出准确的诊断和制订恰当的治疗计划。

附录 B　学校／社区心理危机干预联动模式的实施案例

为了更好地说明学校／社区心理危机干预联动模式的实施效果和社会影响，以下是一个具体的实施案例：

案例名称：××市心理健康服务联动平台

案例背景

××市是一个人口较多、社区较多的大城市，心理健康问题在社区居民中较为普遍。为了提升社区居民的心理健康水平，促进社区的稳定与和谐，××市政府决定实施心理健康服务联动平台项目，以加强心理危机干预联动模式的推广与应用。

实施目标

提供全面的心理健康服务，改善社区居民心理健康状况。

构建跨部门、跨领域的合作网络，形成资源共享与优势互补。

加强心理干预团队的培训与培养，提高专业干预水平。

提高公众对心理危机干预联动模式的认知度和接受度。

实施步骤与措施

步骤一：建立联动平台

成立心理健康服务联动平台工作组，由政府部门、社区服务机构、学校心理辅导中心、医院心理科等单位共同组成。

设计平台运行机制，明确各方的职责和任务，制订合作协议和工作计划。

步骤二：资源整合与共享

收集各个合作单位的心理健康资源，包括专业心理干预团队、心理咨询师、心理支持设施等。

建立资源共享机制，使各个单位可以共享资源，提高服务的效率和覆盖面。

步骤三：团队培训与培养

组织心理干预团队成员参加专业培训课程，提升心理干预能力和技术。

设立导师制度，新成员得到导师的指导和帮助，促进经验传承。

步骤四：宣传与社会合作

利用媒体和网络平台，开展联动模式的宣传活动，提高公众对联动模式的认知度和接受度。

与社会组织、公益基金会、企业等建立合作关系，共同推广联动模式。

实施成果与影响

通过联动平台，建立了跨部门、跨领域的心理健康服务合作网络，提供了更全面、针对性强且个性化的心理干预服务。

心理危机干预团队成员通过培训和培养，专业水平得到了明显提高，提供的心理支持和辅导得到了居民的认可和好评。

宣传与社会合作的策略有效提高了公众对联动模式的认知度，越来越多的社区居民愿意寻求心理健康服务。

心理健康服务联动平台得到了社区居民的广泛好评，社区的稳定和和谐程度明显提升。

该案例是一个成功的心理危机干预联动模式实施案例，充分展示了联动模式在社区心理健康服务中的重要作用和积极效果。通过持续地努力和不断地改进，心理危机干预联动模式将在更多地区得到推广和应用，为社会的稳定与发展做出更大的贡献。